社会结构、个体动机与互联网时代的知沟：

基于北京、合肥健康与癌症信息调查的分析

李凤萍 著

厦门大学出版社
XIAMEN UNIVERSITY PRESS
国家一级出版社
全国百佳图书出版单位

图书在版编目（CIP）数据

社会结构、个体动机与互联网时代的知沟：基于北京、合肥健康与癌症信息调查的分析 / 李凤萍著. -- 厦门：厦门大学出版社，2021.6
ISBN 978-7-5615-8226-8

Ⅰ．①社… Ⅱ．①李… Ⅲ．①健康状况－信息管理－调查研究－北京、合肥②癌－信息管理－调查研究－北京、合肥 Ⅳ．①R199.2②R73

中国版本图书馆CIP数据核字(2021)第102360号

出 版 人	郑文礼
责任编辑	姚五民　肖　越

出版发行 厦门大学出版社

社　　址	厦门市软件园二期望海路 39 号
邮政编码	361008
总　　机	0592-2181111　0592-2181406(传真)
营销中心	0592-2184458　0592-2181365
网　　址	http://www.xmupress.com
邮　　箱	xmup@xmupress.com
印　　刷	厦门市竞成印刷有限公司

开本	720 mm×1 000 mm　1/16
印张	12.5
字数	245 千字
版次	2021 年 6 月第 1 版
印次	2021 年 6 月第 1 次印刷
定价	60.00 元

本书如有印装质量问题请直接寄承印厂调换

厦门大学出版社
微信二维码

厦门大学出版社
微博二维码

前　言

　　本书采用北京、合肥健康与癌症信息调研数据，对健康领域的知沟假说进行了实证检验。具体来看，主要选择信息渠道、媒体报道量、个体动机、社区结构等几个切入点，借助调节效应模型，采用多元阶层回归分析和二因素方差分析等统计方法，验证了媒体使用频率、数字鸿沟、动机因素的不同水平、社区结构多元化程度对教育与知晓型知识获取之间关系的影响。与以往相关研究相比，本研究的创新之处主要体现在：紧密结合中国的国情以及新媒体环境下人们知识获取方式和信息渠道选择发生的重大变革，在沿用知沟假说研究框架的同时，也借鉴数字鸿沟的核心概念，对健康领域知沟假说的具体表现形式和作用机制进行了深刻剖析。该研究丰富和扩展了知沟假说的理论框架，拓宽了其研究视野，并能对健康传播运动的有效开展、消除健康知识不平等甚至健康不平等现象提供现实指导。

　　全书共分三个大的部分，第一部分由第 1 章和第 2 章组成，主要介绍本研究的理论和现实背景，并对其涉及的理论和概念加以梳理。具体来看，第 1 章从健康消费主义、健康不平等现象、新媒体技术的发展、健康传播运动的开展、知沟假说理论发展的内部困境等几个方面，论述了本研究的现实和理论背景。文献综述显示，国外知沟研究已经较为成熟，而国内相关研究还较少，因此，有必要在中国的地域条件下对知沟假说加以验证。同时，在对知沟假说提出的时代背景、论断主张和理论发展脉络梳理后，也发现有必要在新媒体影响力日渐增强的背景下重新审视知沟假说的研究框架和理论模型，并加以实证检验。第 2 章主要介绍了目前解释知沟现象产生原因或过程的不同理论视角和模型、验证知沟假说的实证方法，并在此基础上，确定了本书采用的理论模型框架、研究方法和数据来源。本研究主要借助调节效应模型，对研究问题作出回答，检验在不同媒体使用频率、数字鸿沟维度、动机水平、社区多元化程度下，教育程度差异所引起的知沟大小是否发生变化。

第二部分是本书的实证检验部分，由第3章到第6章组成，分别从信息渠道、数字鸿沟、个体动机和社区结构几个方面提出对知沟存在与否或大小变化的影响模型并加以验证。

具体来看，第3章从传统媒体使用、互联网使用和人际交往频率几个方面探讨了信息渠道对知沟大小的影响。实证检验结果表明：在所有信息渠道中，人们的广播使用和人际交往频率越高，其癌症知识水平越高。另外，仅有电视能缩小不同教育程度群体之间的癌症知沟，即教育程度低的群体因电视使用而获得的知识增长速度要快于教育程度高的群体，从而缩小了两个群体间癌症知识水平的差异，这一结论与已有研究相一致。但报纸、互联网使用并不会扩大不同教育程度群体之间的知沟，这与本书研究假设不符，或许可以从新媒体时代用户阅读报纸习惯和网络使用方式的变化中找到答案。

第4章借鉴数字鸿沟的研究框架，采用互联网接入、互联网健康信息使用、互联网投入度等几个维度的数字鸿沟概念，探讨其对不同教育程度群体知识获取速度差异的影响。研究结果显示，仅在互联网投入度与癌症知识水平之间存在正相关，互联网接入和健康信息使用均没有显著地正向影响癌症知识水平。但另一方面，互联网接入却显著缩小了不同教育程度群体之间的癌症知识水平差异，即教育程度低的群体可以从互联网接入中获得更多的知识。其他两个数字鸿沟变量的调节效应并不显著，个体不会因为网络投入度高而从互联网健康信息使用中获得更多的癌症知识。上述结果仅部分支持了本章的研究假设，这说明影响人们从互联网上获取知识的因素是复杂而多样的，数字鸿沟的内涵也比较丰富，有待于后续研究在这一新的领域继续加以探索。

第5章选择患癌风险感知、自我效能感、情感卷入度和行为卷入度作为动机指标，在动机条件模型框架下研究动机与教育程度、媒体使用频度在知沟形成过程中的交互作用。研究结果显示：教育程度越高，癌症知识水平越高,自我效能感、情感卷入度和行为卷入度也能显著正向预测癌症知识水平;教育程度对癌症知识水平的预测力要强于自我效能感和情感卷入度,弱于行为卷入度和患癌风险感知。对于教育程度低的群体,可以从较高的患癌风险感知、自我效能感和行为卷入度中获得更多知识,从而缩小由教育程度差距造成的癌症知识差异;人们的患癌风险感知和自我效能感越高,越能从媒体使用中获得更多的癌症知识,从而有助于缩小不同教育程度群体之间的癌症知沟。这一研究结论部分支持了动机条件模型,否定了竞争解释模型。同时从微观层面的个体动机和宏观层面的社会经济地位角度,提供了对知沟现象产生机制的一种跨层次解释。

第 6 章以社区多元化程度为切入点,进一步探索了具有不同多元化社区结构的地区其基于教育程度的知沟大小变化情况。研究结果显示,本章大部分假设没有得到证实,仅在北京城乡之间发现了显著的癌症知识差异,在合肥城乡、北京和合肥城市/农村之间均不存在显著的癌症知识差异。在多元化程度较低的合肥农村,其教育程度差异导致的癌症知沟要大于多元化程度较高的北京农村和合肥城区,这与本章研究假设正好相反。由于社区结构对知沟的影响受到学者的关注较少,后续研究可以选取更加多样化的社区结构指标和更有代表性的地区展开研究。

第三部分即第 7 章,对本研究的主要结论、局限与不足进行了总结,并在此基础上对未来的研究方向和领域进行了展望。从本书的主要研究结论来看,仅部分支持了知沟假说,但这并不影响本研究的价值与意义。因为从目前来看,知沟假说研究发生了重大转向,不再是简单验证其最初的假设成立与否,而是侧重于发现和检测影响人们知识获取的可能变量及其与大众媒体使用之间的交互作用——本研究正是顺应了这种转变。同时,尽管本研究使用的是二手数据,对一些核心概念的测量不够全面,这部分导致了研究模型的解释力度稍显欠缺,但仍然为后续研究提供了借鉴。未来相关研究可以尝试将知沟研究延伸到效果沟和行为沟研究,聚焦互联网时代的知沟研究,关注弥

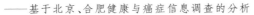
合知沟的策略研究,将癌症知沟研究辐射到其他领域的知沟研究。当然,知识的获取是一个复杂的过程,知沟的形成会受到多种因素的影响,因此,有必要借鉴其他学科的理论成果,改进研究方法,以进一步对社会经济地位与知识获取之间的中介因素进行研究,从而形成对知沟现象更为深入而全面的理解。

目　录

第1章　绪　论

1970 年,蒂奇诺(Tichenor)等人在"Mass media flow and differential growth in knowledge"一文中提出了知沟假说,即"随着大众媒介信息在一个社会系统中的流通不断增加时,社会经济地位较高的群体会比社会经济地位较低的群体以更快的速度获取这些信息,于是这些群体之间的知沟将会扩大而不是缩小"[①]。该假说自提出以来,其最初的论断不断受到诸多的质疑与挑战[②],但它将一种理论层面的想法变成了实证上可测的假设,并由可获得的数据加以验证,这本身具有的跨理论和实践意义使得大众传播领域学者不断投身到该假说的检验与研究当中,显示出旺盛的学术生命力。截至目前关于知沟假说的调查研究已有 100 余项[③],可以说是传播学领域中最受关注的理论之一。

根据知沟假说,社会经济地位的不同,带来了接受教育机会的不平等,并进一步引起面对大众传播信息流时知识获取的不平等。当知识(特别是公共事务和健康领域知识)没有在不同社会经济地位群体间平等分布时,有关知识不平等的研究就变得异常重要。因为公共事务知识对获得社会权力很重要,健康议题则事关人类生存和生活质量问题,与财富和社会影响力有关。20 世纪 90 年代以来,健康传播逐渐成为传播学研究中获取基金数目最多的研究领域之一,客观上吸引了更多

---

① 英文原文为:"As the infusion of mass media information into a social system increases, segments of the population with higher socioeconomic status tend to acquire this information at a faster rate than the lower status segments, so that the gap of knowledge between these segments tends to increase rather than decrease."参见:Tichenor, P. J., Donohue, G. A. & Olien, C. N. (1970). Mass media flow and differential growth in knowledge. *Public Opinion Quarterly*, 34 (2), 159-170.

② 具体论述可参见:董晨宇(2014).《媒体、知识与社会平等——知识社会学视角中的知沟假说研究》.中国人民大学博士论文.北京.

③ Grabe, M., Yegiyan, N. & Kamhawi, R.(2008). Experimental evidence of the knowledge gap: Message arousal, motivation, and time delay. *Human Communication Research*, 34 (4), 550-571.

的研究者参与到知沟研究当中,于是健康传播就成为应用知沟假说最多的领域①。韩国学者 Hwang 和 Jeong(2009)对知沟假说所做的文献综述显示,在所选择的 71 篇文献中有 26 篇是关于健康话题的,仅次于社会-政治话题的 30 篇。② 可见,在国外健康领域的知沟假说验证是一个热门的研究领域。但反观国内,知沟假说研究才刚开始起步,因此本书将采用北京、合肥健康与癌症信息调研数据,在中国地域对知沟假说加以检验,并紧密结合中国的国情(如地区发展不平衡和城乡发展不平衡现象较为严重)以及新媒体环境下人们知识获取方式和渠道发生的重大变革,对健康领域知沟假说的具体表现形式和作用机制加以分析,从而为丰富知沟假说研究的理论成果做出贡献,并对健康传播运动的有效开展以及消除健康知识不平等甚至健康不平等现象提供实践指导。

接下来将就以上内容展开详细分析,具体来看,第 1 节将从健康消费主义、健康不平等与健康知识不平等之间的关系、新媒体技术的发展对知沟现象的影响、知沟假说研究对健康传播运动的意义、知沟假说内部的发展困境等角度介绍本研究的背景与意义;第 2 节将对知沟假说提出的社会背景和理论发展情况、国内外研究概况以及理解该理论时的核心概念进行总体介绍和分析③;第 3 节将在以上研究背景和研究概况分析的基础上引出本书的研究问题,并对本研究的创新之处和意义加以评述。

1.1　互联网时代的知沟假说研究

1.1.1　健康消费主义盛行下的健康传播

因为社会的多重结构变化,健康消费主义开始倡导整个医疗服务体系转向慢性疾病的预防和治疗,并鼓励消费者参与健康管理决策,赋权消费者接触更多健康

---

① 董晨宇(2014).《媒体、知识与社会平等——知识社会学视角中的知沟假说研究》. 中国人民大学博士论文. 北京.

② Hwang,Y. & Jeong,S. H.(2009). Revisiting the knowledge gap hypothesis:A meta-analysis of thirty five years of research. *Journalism and Mass Communication Quarterly*,86(3),513-532.

③ 需要说明的是,因为本研究需要借鉴整个知沟研究领域的研究成果,所以在立足健康议题的前提下,这部分的分析也会涉及其他议题的知沟研究进展状况。

信息。[①] 另一方面,随着健康护理花费的螺旋式上升,更多的健康责任被转移到了个人及其家人身上。[②] 于是出于管理个人健康的需求,人们也开始积极寻求健康信息。因为健康信息对健康素养提升、健康信仰形成、健康生活方式实践和医疗服务利用都很重要。再加上随着社会发展,危害健康的因素逐渐增多,人们对健康问题也越来越重视。这就导致无论是健康人士还是患病人群健康意识都在不断提升,并更加积极地寻求健康信息。

媒体是公众接触健康信息的重要渠道,也是大部分健康运动信息发布传播的主要渠道。随着新媒体技术不断发展,传播手段也呈多元化趋势,于是健康信息传播到更广的范围,人们接触到的健康信息数量随之大幅增加。同时个性化的信息服务也使人们对健康信息的关注度明显提升,大大强化了媒体在健康传播中的社会影响力。其中大众传媒是公众健康信息的主要来源,它影响着公众对健康议题的感知,成为人们了解和学习各类知识(包括健康知识)的重要渠道,并进一步影响个人和组织机构的行为。[③] 因此传播学者利用其在大众媒体健康传播运动中的专业性,通过寓教于乐的节目、媒体倡导、新媒体技术创新、人际水平的干预(如医患沟通培训)等个体、医患、社区层面的干预,以试图提高社会大众的健康知识水平,并进而促进良好健康行为的产生。特别是网络出现后,极大提升了人们暴露于健康信息,并从更多样和有效的信源中获取健康信息的机会,从而使得消费者的社会互动和健康知识交换更加便利。[④] 但这些信息流并没有平等地惠及社会各个阶层,因为根据知沟假说,社会经济地位高的群体会比社会经济地位低的群体以更快的速度获取新知识,于是愈加丰富的媒介信息流反而导致不同社会经济地位群体之间的知沟扩大。[⑤] 已有研究表明,社会经济地位低的群体遭受更差的健康状况

[①]　Brown,P.(1995). Naming and framing:The social construction of diagnosis and illness. *Journal of Health and Social Behavior*,19(2),201-215.

[②]　Light,D. W.(2004). Introduction:Ironies of success:A new history of the American health care system. *Journal of Health and Social Behavior*,45(extra issue),1-24.

[③]　卢路(2010).“知识沟假设”在我国城乡癌症传播中的实证研究.《第五届中国健康传播大会论文集》(pp.204-224). 北京.

[④]　Cotten, S. R.(2001). Implications of internet technology for medical sociology in the new millennium. *Sociological Spectrum*:*Mid-south Sociological Association*,213,319-340. 转引自:Song,L. J. & Chang, T. Y.(2012). Do resources of network members help in help seeking? Social capital and health information search. *Social Networks*,34(4),658-669.

[⑤]　Tichenor,P. J.,Donohue,G. A. & Olien,C. N.(1970). Mass media flow and differential growth in knowledge. *Public Opinion Quaterly*,34(2),159-170.

部分是因为缺乏健康知识,尽管健康知识水平并不总是转化为健康的生活方式和疾病筛查行为,但它毫无疑问是各种各样健康实践的必要条件。[1] 因此,分析不同社会经济地位群体间知识水平差异的影响因素,以及探究媒体在其中发挥的作用就显得尤为重要。

1.1.2 从社会不平等到健康知识不平等和健康不平等

健康不平等是社会不平等在不同群体中健康状况差异上的反映,它是弱势社会群体(例如穷人、少数种族/民族、女性或其他一直经历社会不利条件或歧视的群体)中存在的一种健康水平差异,相较于社会优势群体而言他们总体上经历着更糟糕的健康状况或更大的健康风险。[2] 具体来看健康不平等可以表现为以下几方面的差异:发病率(例如 HIV、糖尿病发病率)和死亡率(例如婴儿死亡率、心脏病相关死亡率);行为风险因素(例如吸烟、未成年人怀孕);可获得的医疗及预防服务(如医疗保险、免疫注射);环境风险的接触(如居住环境和空气质量)。[3] 从对健康不平等的定义可以看出健康不平等并非必然的和不可避免的,而是不公正和不公平的,因此不同领域的学者们正致力于减少这种不平等。

从 20 世纪 60 年代到 70 年代中期,学术界普遍认为随着医学技术以及经济水平的发展,健康不平等状况将会有所减小,至少在发达国家是这样。[4] 然而在 20 世纪 70 年代后期及 80 年代早期,布莱克(1980)却发现,在美国、英国及其他欧洲国家,社会经济地位较高群体的健康状况明显优于社会经济地位较低的群体,这一趋势并未随时间和空间的变化而改变。虽然不同国家的人口预期寿命总体上随着社会经济和医疗技术的发展都有所增加,死亡率有所降低,但更多是社会上层人口从中获益,这进一步加剧了健康的不平等。[5] 中国同欧美主要发达国家一样,也存在明显的健康不平等,社会经济地位越高的人,其健康水平越高,因此中外各国纷纷

---

① Viswanath,K. et al.(2006). Cancer knowledge and disparities in the information age. *Journal of Health Communication*,11(supplement),1-17.

② 王甫勤(2012). 社会经济地位、生活方式与健康不平等.《社会》,32(2),125-143.

③ 转引自:王甫勤(2012). 社会经济地位、生活方式与健康不平等.《社会》,32(2),125-143.

④ Robert,S.A. & House,J. S.(2000). Socioeconomic inequalities in health:An enduring sociological problem. In *Handbook of Medical Sociology*(5th edition),edited by C. Bird,P. Conrad,and A. Fremont. Upper Saddle River,NJ:Prentice Hall.转引自:王甫勤(2012). 社会经济地位、生活方式与健康不平等.《社会》,32(2),125-143.

⑤ 转引自:王甫勤(2012). 社会经济地位、生活方式与健康不平等.《社会》,32(2),125-143.

采取措施识别和消除健康不平等。①

从健康不平等产生的原因来看,以往研究大多认为社会经济地位是人们健康水平最重要的决定因素,但对其影响机制却缺乏理论解释和检验。部分试图解释社会经济地位与健康不平等之间相互作用关系的文献,也多是从社会经济地位所决定的生活方式、职业健康风险差异等方面去进行解释。例如,社会经济地位越高的人越倾向于拥有和维护健康的生活方式,而后者又直接影响了人们的健康水平。② 但鲜有学者从社会经济地位造成的知沟角度去解释健康不平等现象。健康不平等的双因素模型(dual-model conceptualizations)指出,健康不平等既包括社会心理不平等,即缺乏自我效能感、动机或知识,也包括结构不平等,即无法享有相关医疗服务、贫穷、少数种族身份和歧视等。③ 可见,健康知识获取机会和最终知识储备上的不平等也是健康不平等的表现形式之一。

根据传播基础结构理论,传播基础结构是"置于传播行动的背景下的趣闻轶事讲述网络",有效的干预能带来传播基础结构的变迁,这种变迁比起改变政治的、经济的或其他基础结构所要求的时间和资源投入来看,可以在短得多的时间中发生,并且所需的资源投入也少得多。④ 针对由社会经济地位引起的健康不平等,不可能直接通过消除收入不平等这样一些社会经济结构方面的不平等来解决,因此通过有效的传播手段干预带来传播基础结构的改变并进而减少健康不平等是目前来看短时期内较为可行的办法。⑤ 虽然关于知与行之间并未证明存在绝对的因果关系,但人们普遍认为知识和意识在因果关系链中是导致健康行为的一个非常重要的环节,知识是行为采纳和坚持的非充分必要条件。⑥

健康传播作为消除健康不平等的手段之一,近几年来也吸引了广大健康传播领域学者的关注。肿瘤、心脏病与脑血管意外是目前中国死亡率最高的三大疾病,它们都与行为因素密切相关。倡导肿瘤的自我检查与早期发现,良好的饮食习惯和作息习惯以及适度的户外活动对三大疾病的预防都具有积极的作用,健康传播

① 王甫勤(2012).社会经济地位、生活方式与健康不平等.《社会》,32(2),125-143.

② 王甫勤(2012).社会经济地位、生活方式与健康不平等.《社会》,32(2),125-143.

③ Rimal,R. N.,Limaye,R. J.,Roverts,P.,Brown,J. & Mkandawire,G.(2013). The role of interpersonal communication in reducing structural disparities and psychosocial deficiencies: Experience from the Malawi bridge project. *Journal of Communication*,63(1),51-71.

④ 王晨燕(2008).鲍尔-洛基奇的传播基础结构理论探略.《现代传播》,(2),59-61.

⑤ Obregon,R. & Waisbord,S.(2012). *The Handbook of Global health communication*. London:Wiley-Blackwell,120-123.

⑥ Viswanath,K. et al.(2006). Cancer knowledge and disparities in the information age. *Journal of Health Communication*,11(supplement),1-17.

在其中扮演着必不可少的重要角色。[①] 健康传播领域里对不同群体间健康不平等现象的讨论也是焦点之一,从某种意义上说,健康知沟现象也可以看作是一种健康知识不平等,它作为健康不平等的表现之一也应纳入研究视野。

有关传播在缩小健康不平等中的作用,Viswanath 等人(2006)提出了结构影响模型并加以解释(见图 1-1)。该模型表明了结构性决定因素,包括社会经济地位和地理位置如何影响人们的健康。结构和社会性先行因素影响了人们的生存和成长环境,这反过来导致不平等的媒介接入和暴露、信息寻求、注意和信息处理,并与不同的健康传播结果和健康结果有关。该模式在医患交流、禁烟和临终关怀等方面都得到了支持。在健康知沟与健康不平等的关系问题上,不同社会经济地位群体对癌症原因的不同知识掌握情况解释了癌症发病率的不平等分布。高收入和高教育程度与皮肤癌和肺癌的病因意识是联系在一起的,从而可以让人们保护自己并最小化患病风险。[②] 可见,健康知沟在某种程度上可以解释高低社会经济地位的个体是否采纳预防性健康行为(如癌症筛查),从而进一步导致健康状况的不平等(如发病率、死亡率等方面的差异)。于是各组织团体和健康传播学者利用大众传播媒体发布各种健康信息以提升低社会经济地位群体的健康知识水平,但这些媒介信息并未平等惠及各群体,从而限制了公众健康运动的效果。所以借助知沟假说的研究框架分析知识获取的影响因素,通过刺激社会经济地位较低人群产生获取知识的动机以减小由社会经济地位导致的知识差异,并选择有利于缩小健康知沟的信息传播渠道,将会大大提高各种健康促进运动的效果。

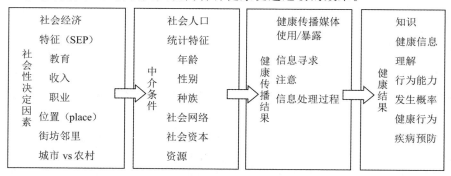

图 1-1 结构影响模型

① 张自力(2001).论健康传播兼及对中国健康传播的展望.《新闻大学》,(3),26-31.

② N.D.(2012). *The role of communication in health disparities: An analysis of 2007 health information national trends survey*. Paper presented at the International Communication Association 2012 Annual Meeting.

1.1.3 互联网时代的知沟

目前知沟假说的主要应用研究领域之一就是新媒体的普及过程研究。因此随着互联网等新媒体成为普通大众的重要健康信源,有关互联网时代的知沟假说验证也吸引了学者关注。有学者指出因为提供差异化的信息,不平等的接入和使用机会,不同社会经济地位群体在知识获取上的不平等可能会在网络上更为明显(相较于其他大众媒体)。[①] 但也有学者对此持相反观点,技术乐观主义者认为在开始的采用阶段新技术的不平等使用自然会发生,随着革新扩散到更广的人群,这样的一种不平等就会消失,率先掌握新媒体技术自然会导致相似的使用模式并掌握相似的知识。[②] 观点的冲突进一步吸引广大学者致力于互联网时代的知沟假说验证。

需要关注网络时代知沟假说发展新动向的另一原因是知沟假说提出时针对的是西方工业社会比较完善的媒介系统——报纸、电视的普及率较高,其告知信息的功能已经广受认可。然而网络的普及率仍局限于大众中的一部分,关于网络的告知或娱乐功能还未形成合意,因为针对不同的用户,其功能有很大的不同。现有国内研究中,学者黄炎宁(2012)探讨了青年知识群体在微博使用过程中体现的知沟与数字鸿沟相融合的新媒体信息传播图景,他们在运用新媒体技术时表现出泛娱乐化、碎片化和技术特权等特征。[③] 韦路等人也就网络时代的知沟现象进行了验证[④],并与传统媒体使用造成的知沟进行了比较。[⑤] 但上述文献涉及的是政治知识领域,在健康议题上目前国内专门针对网络时代健康知沟的研究仍较为欠缺。另一方面,基于新媒体时代的数字鸿沟研究也引起了学者的广泛关注。关于数字鸿沟与知沟间的关系,有学者认为可将知沟研究视为数字鸿沟研究的一个方向,而数字鸿沟的研究也为知沟研究提供了新的发展潜能。[⑥] 这进一步刺激了知沟研究向纵深发展。

① Bonfadelli, H. (2002). The internet and knowledge gaps: A theoretical and empirical investigation. *European Journal of Communication*, *17*(1), 65-84.

② Yang, J. A. (2008). *The widening information gap between high and low education groups: Knowledge acquisition from online vs print news*. Doctor dissertation of philosophy in the Department of Telecommunications, Indiana University. Indiana.

③ 黄炎宁(2012). 新媒体知识沟与数字鸿沟的融合.《当代传播》,(6),31-35.

④ 韦路,张明新(2006). 第三道数字鸿沟:互联网上的知识沟.《新闻与传播研究》,(4),43-53.

⑤ 韦路,李贞芳(2009). 新旧媒体知识沟效果之比较研究.《浙江大学学报(人文社会科学版)》,39(5),56-65.

⑥ 同④。

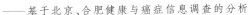

　　综上,网络是信息互动的有效又迅速的方式,也是让科学知识大众化的有效方式,然而网络和电脑使用者与非使用者之间的鸿沟已证明是低收入、低文化消费者当中的普遍现象。虽然这一议题也引起了学者的关注,他们就网络所带来的健康信息不平等现象以及如何通过网络提高农村地区的健康状况、如何通过提高电脑素养填补健康知沟等问题提出了自己的看法,但仍需要更多的研究关注互联网时代传统媒体与新媒体知沟的比较,并提出如何利用新媒体技术弥合知沟、减小健康不平等的方案。

1.1.4　知沟假说研究对健康运动实践的意义

　　对于健康运动计划者,知沟现象引起了他们特别的兴趣,因为对于许多教育导向的健康传播运动,运动效果评价的主要标准之一就是知识获取。由于两种类型的知识(意识和深度知识)是人们信息处理过程的第一个阶段,导致后续阶段,即态度和行为形成,所以在健康运动中评价相关知识水平是必要的。没有关于问题严重性、已有的解决策略和社会准则的知识,人们很难采取行动去改变他们已有的行为和改进他们的健康状况。因此,健康运动的一个主要目的就是提供给需要的人们以知识。Yows 等人(1991)进一步指出,在公共健康领域,健康知识的不平等通常威胁到个体和集体的安全,知识在不同人口子群体中的平等分布是许多公共健康运动努力的目标,也是一个健康系统成功与否的标准之一。[①]

　　然而,知沟假说已经指出简单提供信息给整个社会大众并不必然转化成知识的平等获取。特定的社会结构或个体因素很容易导致特定群体比他人以更快速度采纳知识。知沟假说暗示在健康传播运动中,那些最需要健康信息的正是不太可能有效获取知识或与他们的同辈以同样速度获取健康知识的。于是由教育或动机导致的知识获取不平等应该纳入健康运动设计者的考虑视野,因为缺乏知识者通常是健康运动的目标受众。因此相关研究对健康传播运动设计者和政策制定者有着重大意义,在运动信息如何最有效传递给大众(包括信息贫乏者),如何制定相应的政策以惠及这些处于知识获取劣势地位的人群? 意识到这一重要性,健康传播学者在过去几十年变得越来越对知沟研究感兴趣。在 1970 年到 1983 年知沟研究的初始阶段,大量知沟研究聚焦于政治运动、新闻和教育研究。在 58 个检测知沟

---

　　① Yows,S. R.,Salmon,C. T.,Hawkins,R. P. & R,Love R.(1991). Motivational and structural factors in predicting different kinds of cancer knowledge. *American Behavioral Scientist*,34(6),727-741.

假说的研究中,仅有三个关于健康知沟的研究。[①] 从 1983 年到 1996 年,与第一阶段差不多一样长的时期内,38 个知沟研究中有 11 个研究是关于健康话题或健康运动。[②] 以上数据显示,关于健康知沟的研究已经越来越引起学者们的广泛关注,健康知识由于本身的去政治化特征,并没有太多人怀疑它应该被全体公众所知晓的合理性,于是健康知沟就成为知沟假说研究中较为重要的一个组成部分。因此本研究正是这一背景下的顺势之作。

1.1.5 知沟假说研究:困境与出路

2009 年两位韩国学者通过对以往知沟假说的研究数据进行元分析后发现知沟假说并不成立,同时大众媒体报道量大小与不同社会经济地位群体间知沟的关系在统计学意义上并不显著。[③] 这一结论让我们不得不对知沟假说未来的发展前景忧心忡忡。另一方面,从知沟假说的结论来看,现有实证研究并未形成完全一致的意见[④],针对不同媒体渠道对知沟大小的影响、动机在知识获取过程中的作用及其对社会经济地位与知识获取之间关系的影响、能否利用新媒体技术弥合不同社会经济地位群体之间的知沟——这一系列问题都没有达成一致结论。

具体来看健康知沟研究领域,在知沟假说首次提出的文章里,作者就使用时间趋势数据将吸烟和肺癌的关系作为检验知沟假说的三个话题之一。许多健康问题,包括癌症、心血管疾病和艾滋病等方面的知沟都得到过研究,然而已有研究结论并不一致,在学者 Gaziano(1997)所回顾的关于健康问题的知沟研究中,有五个发现特定时间里随媒体报道量或暴露的增加存在知沟,但另外两个没有发现,而关于历时性的知沟,随媒体报道量或暴露度增加,知沟从增加、不变到减小的结论都有(虽然大部分

---

① 例如:Ettema,J. S.,Brown,J. W. & Luepker,R. V.(1983). Knowledge gap effects in a health information campaign. *Public Opinion Quarterly*,47(4),516-527. Douglass,C. W. & Stacey,D. C.(eds.)(1972). Demographic characteristics and social factors related to public opinion on fluoridation. *Journal of Public Health Dentistry*,32(2),128-134.

② Kang,Y.(2005). *Knowledge gap effect in health campaign evaluation*. Paper presented to International Communication Association. New York.

③ Hwang,Y. & Jeong,S. H.(2009). Revisiting the knowledge gap hypothesis:A meta-analysis of thirty five years of research. *Journalism and Mass Communication Quarterly*,86(3),513-532.

④ 董晨宇(2014).《媒体、知识与社会平等——知识社会学视角中的知沟假说研究》.中国人民大学新闻学院博士论文.北京.

研究仍证明知沟存在)。① 为了解释这些不同结论为何出现,学者们开始关注中介变量对知沟形成的影响,从动机到不同媒体使用差异和不同个体的信息处理能力差异,都纳入了学者的研究视野并用以解释知沟的不同表现形式。可见在这一背景下,有必要对知沟假说进行再次验证。同时,只有弄清楚社会经济地位对健康不平等的影响机制,找出健康知识不平等在其中发挥的作用才能更好地利用现有传播手段部分地消除健康不平等现象。另外,国际健康传播学者也越来越重视并强调需要关注亚洲的研究②,于是结合我国的国情对健康知沟假说加以检验就变得尤为重要。

与此同时,文献回顾也显示在公共事务方面的知沟现象已得到较多证明,而关于健康领域中癌症知沟现象的解释仍不够明了。健康领域的知沟研究主要集中于艾滋议题、药物滥用、营养和心血管疾病和普遍意义的健康问题。③ 在癌症议题上除了将癌症作为健康风险的一部分来研究,无论是健康传播领域还是知沟研究领域专门针对癌症知沟的文献仍然较少。在这些零星的研究中包括 Horowitz(1992)检测了女性在妇科癌症和结直肠癌筛查方面的知沟④,Gaziano 和 Horowitz(2001)所做的关于女性宫颈癌和结直肠癌症知沟研究,并发现这些癌症知识方面的知沟与教育程度和媒体报道量显著相关⑤。以上研究聚焦于女性这一群体,让我们对癌症知沟有了更多了解,但对比癌症知识在健康生活习惯养成中的重要性和我们对癌症知沟现象的相对浅显认知,还需要更多研究关注这一问题,本书正是试图弥补这一缺失。

① Gaziano, C. (1997). Forecast 2000: Widening knowledge gaps. *Journalism and Mass Communication*, 74(2), 237-264.

② Ho, S. S. (2012). The knowledge gap hypothesis in Singapore: The roles of socioeconomic status, mass media, and interpersonal discussion on public knowledge of the H1N1 Flu Pandemic. *Mass Communication and Society*, 15(5), 695-717.

③ Gao, K. (2003). *Deficiencies vs. differences: Predicting older women's knowledge levels on breast cancer*. Paper presented to International Communication Association 2003 Annual Meeting. San Diego, CA.

④ Horowitz, A. M. (1992). *Gaps in knowledge among women about gynecologic and colorectal cancer screening procedures*. Ph.D. Dissertation of University of Maryland. Maryland.

⑤ Gaziano, C. & Horowitz, A. M. (2001). Knowledge gap on cervical colorectal cancer exists among U.S. Women. *Newspaper Research Journal*, 22(1), 12-27.

1.2 知沟假说介绍

1.2.1 知沟假说提出的背景与理论发展

知沟假说提出的背景是社会科学家广泛认为,社会问题的解决与信息的输入有关,如果一个系统是充分被信息充斥的,那么对一个话题的普遍理解在这个系统里会随之发展。[①] 这一主张基于当时社会上存在的两个基本观点:首先,可获信息导致理解;其次,高水平的信息扩散会导致整个社会知识的普遍均衡分布。知沟假说试图证明这两个观点的对立面,信息的提供在大多数情况下并不会直接转化为理解,至少对社会的某些阶层来说,这进一步巩固了知识结构在社会的不平等分布,甚至加重了社会不平等的程度。于是知沟假说的意义在于警告各种信息传播运动所存有的幻想,它们试图达到贫困阶层,并闭合已经存在的知沟,但现实却未必如此。鉴于这一社会趋势,即经济不平等与社会其他方面的不平等持续相关,财富不平等并没有停止,相反它朝着其他社会生活方面蔓延,传播学者开始系统地将社会经济地位(如教育、收入等)与传播模式(暴露、使用、偏好等)联系在一起,以检测大众传播媒体对社会不平等的影响。知沟假说反映了这一趋势并选择了一个社会角度去观察社会权力结构与知识获取不平等之间的关系。Olien 等人(1983)将知识看作是社会权力的主要基础,这与社会控制紧密联系。他们指出,信息或知识没有在社会不同层级间平等分布,大众媒体通常被权力掌握者使用,他们利用信息控制社会,最终使得社会权力结构现状合法化并得以维持。[②]

知沟假说主张的提出基于这一前提:整个社会系统内的特定子系统有一些行为和价值比其他子系统更易于改变。还有四个条件和限制需加入最初的假说,以定义知沟现象的范围:第一,这个"沟"不是一个绝对的术语;第二,"沟"的增长可以是直线形的也可以是曲线形的,但在研究期间是不可逆的;第三,知识增长的天花

① Donohue,G. A.,Tichenor,P. J. & Olien,C. N.(1975). Mass media and the knowledge gap. *Communication Research*,2(1),3-23.

② Olien,C. N., Donahue,G. A. & Tichenor,P. J.(1983). Structure,communication,and social power:Evolution of the knowledge gap hypothesis.. In E.Wartella and D.Whitney(eds). *Mass Communication Review Yearbook*. Beverly Hills,CA:Sage.455-561.

板效应要么不存在,要么在不同社会经济地位群体中以不同速度发生[1];第四,主要运用于公共事务和科学新闻这些有着普遍诉求吸引力的话题。[2] 最初的知沟假说强调社会结构方面因素对知沟形成的影响,并指出社会经济地位通过作用于以下五个中介变量来影响知识获取的差异。第一,传播技巧、技能上的差异:社会经济地位高的人往往具备更高的传播技巧;第二,知识和信息储备方面的差异:高社会经济地位者往往具备更多的知识储备,从而可以更快吸收新信息;第三,社会交往方面的差异:社会经济地位较高的群体在日常生活中,其人际关系通常更加多样化,并更有可能谈论公共事务话题;第四,信息的选择性接触、理解与记忆:高社会经济地位者往往更愿意接触公共事务信息,社会经济地位低的群体更易因娱乐原因使用媒介,因此他们不太可能从媒体使用中获取知识;第五,发布信息的传播媒体系统差异:如印刷媒体更适合社会经济地位高的人阅读,从而扩大不同社会经济地位群体间的知沟。[3] 蒂奇诺等人不是将这些解释与个体联系,而是从社会结构的观点出发,将他们与人们的社会经济地位相联系以解释知沟现象。之后的研究在延续这一社会结构框架的前提下,扩大了社会层面因素的范围,包括话题性质(话题受到社区的普遍关注)、社区结构(社区多元化、社区界限、社区里某话题的争议程度)和媒体结构(媒体报道模式)。但另一些学者却不赞同此解释,他们更加强调个体因素如动机在知沟形成中的作用,认为不是社会经济地位差异而是动机差异导致了知沟的形成。[4] 后续研究中进一步在此基础上探讨微观个体因素和宏观社会因素在知沟形成中的作用大小,并形成了一些调和的观点,关于这一点在第 2 章的理论模型介绍以及第 5 章的实证检验部分还会详细展开。总之,学者们形成的比较一致的意见是,知沟假说成立与否以及知沟大小不是一个可以简单回答的问题,受到许多具体条件和因素的限制。学者丁未(2003)对此进行总结,详情见表1-1。[5] 该表显示,结构性变量、个体层次变量、媒体选题和报道量以及测量方法等因素都会影响关于知沟存在与否或大小判断的结论。在本书后续的分析中涉及以

① Gaziano,C.(1997). Forecast 2000:Widening knowledge gaps. *Journalism and Mass Communication*,74(2),237-264.

② Kang,Y.(2005). *Knowledge gap effect in health campaign evaluation*. Paper presented to International Communication Association. New York.

③ Tichenor,P. J.,Donohue,G. A. & Olien,C. N.(1970). Mass media flow and differential growth in knowledge. *Public Opinion Quaterly*,34(2),159-170.

④ Ettema,J. S. & Kline,F. G.(1977). Deficits,differences and ceilings:Contingent conditions for understanding knowledge gap. *Communication Research*,4(2),179-202.

⑤ 丁未(2003)《社会结构与媒介效果——"知沟"现象研究》.上海:复旦大学出版社.78-79.

上问题时还会进一步加以详述。从研究结论来看,有学者总结到在已有研究中,在不考虑其研究方法是否合适,研究框架是否符合知沟假说研究规范的前提下,截面数据的一次性测量中共有 80% 以上发现了知沟现象,13% 左右没有发现知沟,另有 5% 左右发现了反向知沟现象(reverse gap)。在纵向研究中,绝大部分调查发现了知沟现象,但关于知沟变化的模式仍不清楚。[①]

表 1-1　影响知沟大小(或存在与否)的因素

变量	存在知沟或知沟扩大	不存在知沟或知沟变小
结构性变量	社会经济地位不平等(教育程度、收入、职业)	
	大型、多元化社区	小型、同质性社区
	无冲突	有冲突
	印刷媒介、电视(有时)	人际传播、电视
个体层次变量	动机差异(兴趣、关注度、信息需求、个性特征、年龄、性别、种族、卷入度)	动机均衡
媒介选题和报道量	全国性、国际性选题	地方性选题
	科技、医学、生物、社会科学知识	
	普通选题	选题具有较强的显著性并引起广泛的关注
	信息复杂、可读性或可视性差	信息简单、可读性或可视性强
	报道量增大	A.报道量低或正在减退; B.报道量始终很大并引起广泛关注; C.各种媒体的报道全面、持续、集中
测量方法	一次性测量	时间趋势测量(在某些特定条件下)
	深度知识	简单知识(知晓)
	所测量的知识无上限	所测量的知识存在上限效果
	封闭式提问	开放式提问(相对而言"知沟较小")
	在报道开始一段时间后进行测量	在报道刚开始时进行测量,对同样的知识进行反复测量

注:该表来源:丁未(2003).《社会结构与媒介效果——"知沟"现象研究》.上海:复旦大学出版社。

---

① 丁未(2003).《社会结构与媒介效果——"知沟"现象研究》.上海:复旦大学出版社.61.

另外,从实证的角度来说,知沟假说的研究还为其他研究议题提供了以下参考:第一,如何用二手数据来检测知沟假说,因为大部分知沟假说的验证都是基于二手数据的分析;第二,知沟假说如何被运用于不同的话题,例如它可以用于评价信息运动效果、新闻扩散、新闻渠道的衰落兴起,也可以用于医学、生物和社会科学话题的研究;第三,不同参数例如相关系数、平均数、百分比、β 系数等如何证明相对宏观的知沟现象是否存在。[①] 以上几点也可以看作是知沟假说对其他实证研究领域的贡献。

1.2.2　国际知沟假说研究概况

根据从 EBSCO Communication and Mass Media Complete 数据库搜索到的相关文献,知沟假说的主要研究地仍是美国[②],除此之外,欧洲的西班牙(Fraile,2011)[③]、德国[④]、挪威(Jenssen,2012)[⑤]等国,亚洲的印度[⑥]、韩国[⑦]、新加坡[⑧]等国也有少量研究[⑨]。因为亚洲各国与中国地理、人文方面特点的接近性,接下来本书仅对亚洲的研究状况做简要介绍,在后续章节的分析中还会引用大量美国的研究成果。

[①]　Kang, Y. (2005). *Knowledge gap effect in health campaign evaluation*. Paper presented to International Communication Association. New York.

[②]　这一结果不排除语言因素的影响,但因为不是本书主要研究目的,在此不做评述。

[③]　例如:Fraile, M. (2011). Widening or reducing the knowledge gap? Testing the media effects on political knowledge in Spain(2004-2006). *International Journal of Press/Politics*, 16(2), 163-184.

[④]　例如:Yows, S. R., Salmon, C. T., Hawkins, R. P. & R, Love R. (1991). Motivational and structural factors in predicting different kinds of cancer knowledge. *American Behavioral Scientist*, 34(6), 727-741.

[⑤]　例如:Jenssen, A. T. (2012). Widening or closing the knowledge gap. *Nordicom Review*, 33(1), 19-36.

[⑥]　例如:Goswami, D. & Raj Melkote, S. (1997). Knowledge gap in AIDS communication: An Indian case study. *International Communication Gazette*, 59(3), 205-221.

[⑦]　例如:Kim, S. H. (2008). Testing the knowledge gap hypothesis in South Korea: Traditional news media, the internet, and political learning. *International Journal of Public Opinion Research*, 20(2), 193-210.

[⑧]　例如:Ho, S. S. (2012). The knowledge gap hypothesis in Singapore: The roles of socioeconomic status, mass media, and interpersonal discussion on public knowledge of the H1N1 Flu Pandemic. *Mass Communication and Society*, 15(5), 695-717.

[⑨]　这里主要指的是采用该国数据所做的研究,从研究者所属国别来看,大部分研究仍是美国籍学者在进行。

　　亚洲近几年来关于知沟的研究也越来越多,例如 Goswami 和 Raj Melkote
(1997)研究了印度年轻成年人群体间关于艾滋病的知识水平与其社会经济地位之
间的关系,并探索卷入度变量(具体为认知卷入度和关于艾滋病信息搜索的行为卷
入度)能否闭合不同社会经济地位群体间的知沟。结果显示,不同社会经济地位群
体间存在知沟,但与卷入度无关,作者认为原因在于信息获取的动机是由较高的教
育程度决定的。[①] Ho(2012)运用知沟假说检测社会经济地位、大众媒介和人际讨
论对新加坡公众禽流感知识的直接影响和相互作用。但结果显示,对报纸的关注
和禽流感知沟的扩大之间没有关系。相反,对电视新闻的关注和人际讨论会缩小
高低社会经济地位群体之间的知识不平等,家庭收入和风险感知也和公众禽流感
知识正相关。[②] 采用韩国数据进行的知沟研究相对较多,例如 Kim(2008)研究了
韩国新闻媒体对告知观众政治信息方面的作用,特别检测了不同媒体在不同社会
经济地位阶层间政治知沟提升方面是否具有不同功能。结果显示与美国的研究相
一致,新闻阅读与政治学习正相关,使用政治网站也显示较小的学习效果。数据支
持知沟假说的成立:在政治知识方面,高教育程度者和低教育程度者之间有较大知
沟,更为重要的是,知沟在重度报纸读者和政治网站用户中更大。[③] Lee 和 Yang
(2014)使用韩国数据对媒体使用模式进行聚类分析后探讨不同类型媒体使用模式
对不同教育程度群体间政治知沟的影响,研究发现传统媒体新闻搜寻者比新媒体
新闻搜寻者和政治知识避免者有着更高的政治知识水平,教育程度高的群体比教
育程度低的群体拥有着更多的政治知识,从统计意义上说,不同教育程度间的知沟
大小在新闻避免者和传统新闻搜寻者中都很显著,但在新媒体信息搜寻者中并不

　　[①]　该文不涉及媒体报道量的分析,仅因为社会经济地位指标与知识水平显著相关就得出
知沟假说成立的结论,这与知沟假说的主要论断是不相符的。但与本部分的分析无关,因此不
做进一步评述。原文论述可参见:Goswami, D. & Raj Melkote, S.(1997). Knowledge gap in AIDS
communication:An Indian case study. *International Communication Gazette*, 59(3), 205-221.
　　[②]　Ho, S. S.(2012). The knowledge gap hypothesis in Singapore:The roles of socioeconomic
status, mass media, and interpersonal discussion on public knowledge of the H1N1 Flu Pandemic. *Mass
Communication and Society*, 15(5), 695-717.
　　[③]　Kim, S. H.(2008). Testing the knowledge gap hypothesis in South Korea:Traditional
news media, the internet, and political learning. *International Journal of Public Opinion Research*, 20(2), 193-210.

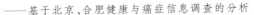

显著。① 还有一些使用韩国数据所进行的研究②,在此不再一一罗列。以上分析显示,关于亚洲地区的知沟研究已经开始引起学者的重视,但现有研究还相对较少,特别是在国际性期刊上缺少使用中国数据所进行的研究。

1.2.3　我国知沟假说研究概况

由于在 EBSCO 数据库上并没有搜索到使用中国数据所做的研究,因此本部分主要基于以知识沟、知沟为关键词在知网上搜索到的研究成果。结果显示,目前我国相关研究仍处于起步阶段,表现在研究视角较为单一,数量较少,具体来看健康知沟方面的研究主要集中于城乡健康知沟的比较,而关于政治知沟的研究则大多使用国外数据。如卢路(2010)通过问卷调查与深度访谈结合的方式,探讨了社会层面因素和个体因素对癌症预防相关健康知识掌握程度的影响,并证实了我国城乡之间存在"知沟假设"。③ 姚峥(2012)的研究发现城乡健康知沟存在的直接原因是大众传媒的城乡差异化健康传播以及城乡居民接纳程度差异,根本原因是城乡经济发展的不均等。④ 可见,由于地区开发和社会发展研究是知沟假说的主要应用研究领域之一,我国城乡之间的健康知沟成为研究重点,但同时也说明在关于健康知沟的研究上我国学者仍需要从更多的视角对知沟假说做出回应,并对健康知沟的形成机制进行深入分析。除此之外,在政治知沟领域,韦路和张明新(2006)采用美国"皮尤人民与媒介研究中心"数据探讨了互联网时代的政治知沟,⑤韦路和李贞芳(2009)进一步比较了新旧媒体对知沟的不同影响,⑥这虽然是中国学者所进行的研究,但采用的仍是美国的数据。受中国国情的影响,知沟现象在中国的表现

---

① Lee,Y. & Yang,J.(2014). Political knowledge gaps among news consumers with different news media repertoires across multiple platforms. *International Journal of Communication*, 8,597-617.

② 例如:Yang,G. & Grabe, M. E.(2011). Knowledge acquisition gaps:A comparison of print versus online news sources. *New Media & Society*,13(8),1211-1227.

③ 卢路(2010).《"知识沟假设"在我国城乡癌症传播中的实证研究》.第五届中国健康传播大会.北京.

④ 姚峥(2012).《城乡健康传播中的知识沟问题及其对策研究》.成都理工大学硕士论文.成都.

⑤ 韦路,张明新(2006).第三道数字鸿沟:互联网上的知识沟.《新闻与传播研究》,(4),43-53.

⑥ 韦路,李贞芳(2009).新旧媒体知识沟效果之比较研究.《浙江大学学报(人文社会科学版)》,39(5),56-65.

及其原因与北美可能并不完全一致,许多问题还需要我们进一步深入研究。[①]

1.2.4 知沟假说中几个重要核心概念的界定

在对知沟假说的理论框架、具体研究成果进行进一步分析并提出本书的研究假设前,还需要对以下几个核心概念加以介绍:

一、知识、知沟与公共事务知识

关于知识的定义,学者丁未认为随着科学在公众决策中起的作用逐渐增大,大众媒体中的科学内容也日益增加,大多数这些内容可以被描述为 knowledge of 而不是 knowledge about,前者指的是对于某一话题及其周边事件的熟悉程度,而后者包含了分析性知识和正规知识。知沟假说针对的是 knowledge of,也就是知晓层面的知识,而不是分析性知识和正规知识。[②] 因此在本书中遵从学者丁未的做法,将 knowledge gap hypothesis 翻译为知沟假说,但在单独使用 knowledge 一词时仍翻译为知识。[③]

除此之外,在我们理解知沟假说中的知识这一概念时,还需要注意一点:低社会经济地位群体也有着高社会经济地位群体所不具备的不同类型的知识,但前者所掌握的知识对社会的进步并不必然有用。这类知识从获取信息用以提升利益的角度来看,通常对社会经济地位低的群体来说是没有好处的。社会权利的产生需要基于公众事务这一类型的知识,因此学者往往会选择检测对弱势群体有潜在意义的公众事务话题来验证知沟假说。[④] 这也是公共事务知识(含健康话题)受到知沟研究学者普遍关注的原因之一。一般而言,公共事务包括教育、科技、文化艺术、医药卫生、体育等公共事业和社会服务,以及维持社会秩序的公共事务等[⑤],也称为社会公共事务,而公共事务知识即以上领域的相关知识。蒂奇诺等人(1970)指

① 刘海龙(2008).《大众传播理论——范式与流派》.北京:中国人民大学出版社.165.

② 丁未(2003).《社会结构与媒介效果——"知沟"现象研究》.上海:复旦大学出版社.5.

③ 关于知识的定义具体可参见:丁未(2003).《社会结构与媒介效果——"知沟"现象研究》.上海:复旦大学出版社.5.

④ Gaziano,C.(1983). The knowledge gap:An analytical review of media effects. *Communication Research*,10(4),447-486.

⑤ 余红(2010). 知识决定参与? 大学生网上社会公共事务参与影响因素分析.《新闻与传播研究》,19(5),82-90.

出,知沟假说仅适用于有着广泛吸引力的公共事务知识和科技新闻,但不一定适用于股市行情、社会新闻、体育及园艺等特定议题。[1]

二、社会经济地位、社会分层与社会结构

根据经典知沟假说[2],当媒体的信息流加大时,社会经济地位的不同带来了知识获取速度的不一样,从而产生知沟现象。社会经济地位在这里是一个重要概念,社会学家通常用社会地位来指称社会经济地位,即 SES(socioeconomic status),是一种对社会地位的度量方法,涉及个人的教育程度、收入以及职业声望等,处于相同社会经济地位的人有机会从社会中获得大体等量的需求物品。[3]

同时,说到社会经济地位这一概念还不得不提到社会分层。按照学者李强的定义,社会分层指的是社会成员、社会群体因社会资源占有不同而产生的层化或差异现象,尤其是指建立在法律、法规基础上的制度化的社会差异体系。在这里,社会资源包括政治资源、经济资源、文化资源等,但最核心的还是包括财产、收入在内的经济资源。因为社会资源是多元的,造成的分层现象也是多样的,如因经济资源不同而形成的富裕阶层和贫困阶层,因教育资源不同而形成高学历群体和低学历群体。[4] 从这个意义上说,知沟假说中经常采用的教育、收入、职业等指标也可看作是社会分层的不同表现形式。

社会结构也是在知沟假说论证过程中经常使用的一个术语,它在社会学及相关学科中被广泛运用,但同时也被使用得较为混乱。按照学者丁未的看法,蒂奇诺团队的知沟研究采用的是社会结构分析法,他们在研究中对"社会结构"的使用概括起来有两种:一是狭义的社会结构,专指人的社会地位分层,基本可与社会分层同义,在此不再详细分析。二是广义的社会结构,即一个群体或一个社会中的各要素相互关联的方式。社区和媒介系统正好包含其中。蒂奇诺等人指出,媒介结构、讯息环境、受众系统结构和冲突,这些都是信息流通过程中的构成因素,属于宏观的社会结构。[5] 在本书的分析中提及社会结构时,受学者丁未的启发,既包括宏观

---

① Tichenor,P. J.,Donohue,G. A. & Olien,C. N.(1970). Mass media flow and differential growth in knowledge. *Public Opinion Quaterly*,34(2),159-170.

② 经典知沟假说在本书中特指蒂奇诺团队提出的关于知沟假说的各种论断及所做的关于知沟假说的验证,以与后来对知沟假说的各种修正相区分。

③ 丁未(2003).《社会结构与媒介效果——"知沟"现象研究》.上海:复旦大学出版社.8.

④ 李强(2011).《社会分层十讲》.北京:社会科学文献出版社.1.

⑤ 丁未(2003).《社会结构与媒介效果——"知沟"现象研究》.上海:复旦大学出版社.9.

的社会结构如社区结构分析,也包括狭义的社会结构即个人的社会地位分层。

1.3 新媒体时代重访知沟假说的必要性

1.3.1 研究问题的提出

通过前文分析可以看出,在健康消费主义盛行的背景下,消费者被赋予更多的权力去管理健康,更多的健康责任也被转移到了个人及其家人身上,于是人们开始积极地从各种渠道寻求健康信息,其中大众传播媒体是非常重要的渠道之一。而各种健康传播运动也首选大众媒介作为重要的信息传播手段帮助大众获得关于疾病和健康护理的知识,从而促进良好健康行为的养成。但根据知沟假说,不同社会经济地位群体从大众媒体获取知识的速度是不同的,于是上述群体间的健康知沟就出现甚至是扩大了。知识的不平等会进一步引起健康不平等现象,而要消除或减小健康不平等,就需要寻求有效手段去缩小不同社会经济地位群体间的健康知沟。在新媒体时代,由于与知沟假说提出时的媒介环境相比发生了巨大变革,因此关于网络不同于传统媒体的各种特征能否消除或减小健康知沟的讨论就成为新时代知沟假说研究的热点问题。与此同时,知沟假说理论内部的发展也遭遇了困境,长久以来关于知沟假说成立与否的各种验证似乎将在两位韩国学者所得出的结论(即文献综述显示知沟假说并不成立)后画下句号。在以上背景条件下有必要重新对知沟假说研究的理论内核加以梳理,并对知沟假说成立和知沟大小变化的条件重新加以检验。

同时,从国内外知沟假说研究现状来看,美国是知沟假说研究的主要研究国,而我国对知沟假说的研究则刚刚起步。中国目前处于经济、社会的快速发展期,媒介环境、社区环境以及互联网普及情况与国外相比有很大差异,健康传播运动的开展情况也有所不同。因此国外相关研究成果是否能推论到中国本土是一个值得商榷的问题。而国内研究对知沟假说的验证还比较零星,仍有许多空白或欠缺的地方有待后续研究继续展开和深入。

因此本书试图借助知沟假说的研究框架,采用北京、合肥的健康与癌症信息调研数据,以癌症知识为切入点检验知沟现象的表现形式与作用机制,探讨动机因素、大众媒体使用和人际传播对不同社会经济地位群体间知沟的影响及其相互作用,并借助数字鸿沟理论验证那些易于获取、不断涌现的网上健康信息是否加大了已经存在的不同社会经济地位群体之间的癌症知沟。另外,国外关于健康不平等与健康知沟的研究主要集中于不同种族之间的健康状况差异与健康知沟分析,因为种族在国外特别是对于美国而言是个异常敏感而重要的话题。鉴于中国的国情,即中国是世界上自然地理、人口资源、经济发展和社会差距最大的国家之一,地区条件差异显著、发展极不平衡是中国国情的一个基本特征。本书将进一步重点考察具有代表性的北京和合肥地区城市之间、农村之间以及城乡之间的癌症知沟现象以及造成这一现象背后的原因。总之,本书主要试图验证健康领域的知沟假说是否成立,并从个体层面因素和社会经济结构因素对知沟产生的内部机制进行分析;从不同媒体使用频率对知沟大小的影响来探讨媒体报道量这一核心因素对知沟产生过程中大众媒体的重要作用;从数字鸿沟对知沟大小的影响分析将知沟假说研究引向纵深;从社区结构多元化程度对不同地区知识水平差异的影响研究将知沟假说运用到地区发展这一更加具有深刻现实意义和普适性的话题上。

　　在以上分析的基础上,本书还将对上述研究结果出现的可能原因加以讨论,对知沟假说的理论研究框架加以完善,对数字鸿沟研究视角加以扩展,从而为今后的健康促进运动提供理论和实践上的指导,为进一步消除健康不平等现象提供帮助。同时,通过健康领域的癌症知沟现象研究也可以折射出其他领域的信息不平等情况,从而引发人们对各种知识不平等现象的关注,并努力探索在新媒体时代缩小或消除知沟的可能路径。

1.3.2　研究意义与创新之处

　　以上研究问题的提出主要体现出如下几个方面的创新之处和意义:

　　第一,从研究视角上看,本书聚焦癌症知识这个对不同社会经济地位群体都有着重要意义的议题领域对知沟现象加以分析,将对不同社会经济地位群体间的癌症知识差异以及这种差异的变化条件有所了解,从而对普通大众都有现实折射意义。另外,健康领域从知沟假说提出之时起就是验证假说的一个重要话题,因此验证互联网时代的癌症知沟及其作用机制对知沟假说内部的理论发展也有贡献意义。

　　第二,从与国内已有相关研究的区别来看,国内学者在媒体使用与知沟大小关系的研究中,较少涉及人际传播与大众传播渠道对基于教育程度的知沟影响对比,更很少分析媒体使用与动机在知沟形成过程中的交互作用;在关于个体动机与社会经济地位对知沟形成的作用机制研究时,较少分析两者之间的交互作用,而仅仅是对比动机和社会经济地位哪个因素对知识获取的预测力更大;在涉及不同地区社区结构背景与知沟形成和知沟大小的关系时,仅关注城乡和不同城市之间的知沟,而较少探讨农村之间的知识水平差异以及知沟在不同社区结构下的大小比较。

第三,顺应了互联网时代数字鸿沟研究的热潮。数字鸿沟研究可谓是给知沟假说的理论发展提供了新的土壤。而健康领域的相关研究已引起了国外学者的关注,他们试图采用传播干预的方法,在老弱群体或少数种族等弱势群体及欠发达地区借助网络新媒体传播健康信息以消除或减小健康知识不平等,但在国内相关实证研究仍几乎缺失。其具体效果是否会因不同社会经济地位群体间的传播技能差异和信息选择的能动性不同而受影响? 在我国具体国情即各地区社会经济发展极不平衡的情况下又会有什么新的发现? 这些问题都将在本书中有所体现。

第四,对健康传播运动和缩小健康不平等现象的实践指导意义。本书通过对癌症知沟的研究,可以发现在不同动机水平、不同社区结构以及不同媒体接触频率下知沟大小的变化情况,这将有效提高健康传播运动的效果,并对提出合理对策以缩小我国不同社会经济地位群体间以及不同地区间的健康不平等有着重要的实践意义。

1.4　本章小结

本章开篇就从健康消费主义的兴起背景下人们对健康信息需求的上升,健康知沟研究对消除健康不平等的意义,以互联网为代表的新媒体技术发展对知沟假说形成的挑战,健康知沟研究对于有效指导健康传播运动开展的实践价值,以及知沟假说理论发展的内部困境等几个方面点明了本书研究展开的现实和理论背景。

接下来进一步对知沟假说的国内外基本研究状况进行了简要分析,发现国外相关研究已经较为成熟,但国内研究仍较为零星,有必要在中国的地域条件下重新检验知沟假说。同时,通过知沟理论提出的时代背景、论断主张和理论发展脉络的梳理,凸显了目前知沟假说的发展阶段正好需要在不同的媒体环境下对其加以验证。该节最后部分对知沟假说几个核心概念的介绍为我们更好地了解知沟假说以及后续章节对知沟假说的深入分析奠定了基础。

在上述论述的基础上提出了本书的主要研究问题,重点关注动机与社会经济地位因素在知沟形成过程中的作用、不同媒体特别是互联网使用以及不同社区结构特点对知沟大小的影响。同时也就这一研究问题对知沟研究领域的理论贡献、与以往国内外研究的不同之处做了说明,主要体现在:健康议题从知沟假说提出之时起就是一个验证知沟假说成立与否的重要领域,本书的研究可以进一步丰富知沟假说的理论框架;同时,本书研究涉及以上已有研究较少关注的话题,如人际传播在知沟形成过程中的作用分析、媒体使用与动机对知沟形成的交互作用、数字鸿沟对知沟的深入影响、知沟在具有不同社区结构地区的表现形式等;以上分析也对健康促进运动和消除健康不平等现象有着现实指导意义。

在此还要对本书的总体章节安排和内在逻辑关系做一个简要梳理:

在第 1 章对知沟假说研究的背景、理论主张构成和发展情况、研究概况加以简要介绍,并提出本书的研究问题之后,接下来的第 2 章将通过国内外知沟假说方面的理论模型和研究框架进行总结①,以确定本书的研究框架和研究方法,并对所采用的数据和样本进行基本分析。需要说明的是,从国内外知沟假说研究的现状来看,国际上(以美国为代表)对知沟研究已经相对成熟,有大量的研究成果可以借鉴,而国内相关研究才刚开始起步,因此本书在文献综述部分和研究假设提出环节都主要是参考国外文献。另外,本书引用的这些文献中以健康领域的知沟研究为主,并大量借鉴了其他议题领域的研究成果,以期对健康知沟的表现形式和作用机制有所参考。同时考虑到学者丁未(2003)和董晨宇(2014)对知沟假说的国外研究成果及其理论发展脉络已进行过详尽而全面的梳理②,因此本书将主要立足于网络时代知沟现象的新发展和新的解释机制,并沿用知沟假说验证的常用模型进一步丰富该假说的理论框架。

第 3 章到第 6 章是本书的实证检验部分。

具体来看,因为在不同媒体报道量下不同社会经济地位群体间的知沟大小是知沟假说研究的核心问题,因此第 3 章首先比较不同媒体对基于教育程度的癌症知沟的影响。接下来,该章将要分析网络这一普及率不如传统媒体(特别在农村地区)的新媒体在与传统媒体比较时,是否会造成更大的癌症知沟。最后再比较大众媒体和其他信息渠道(主要是人际讨论)造成的知沟大小是否会有所不同。

---

① 本书对有争议的结论会更多地讨论,而对于已有相对一致结论的研究仅一笔带过。已有研究涉及过的内容,比如知沟假说提出的背景,早期的研究成果所占分量会相对较小,仅为了文章结构的完整做简要介绍。

② 丁未的研究虽然也涉及互联网,但由于是写在 2003 年,网络普及率不如现在,当时相关研究成果较少,研究结论也需要重新加以审视;而董晨宇的研究主要是对知沟假说产生背景及其修正过程的理论梳理,对网络的分析也较少,特别是实证研究不是其关注的焦点。

　　第 4 章在传统媒体使用和互联网使用对知沟大小影响的比较基础上进一步以数字鸿沟的研究框架和理论成果为参照对互联网时代的知沟深入研究。这一章将就互联网接入、互联网健康信息使用和互联网投入度这几个因素对知沟的影响及其影响大小展开检验,从而获得对互联网时代知沟变化和具体作用方式的基本了解。

　　在第 5 章部分主要就个体动机因素和社会结构因素——社会经济地位在知沟形成过程中的作用加以分析,同时也对解释知沟产生的因果条件模型加以验证,从而区分清楚动机和社会经济地位在知沟形成过程中到底哪个因素更加重要,社会经济地位是否决定了个体的动机水平并进而影响着知识水平的差异这一系列问题。同时,该章还将分析动机水平与媒体使用之间的交互作用,也就是要回答在不同动机水平下,随着媒体使用频率的变化,不同社会经济地位群体间知识获取的速度是否相同,从而了解在不同动机水平群体中,基于教育程度的知沟大小是否因媒体使用频率而有所变化。

　　第 6 章主要聚焦于不同社区结构下不同地区癌症知识水平差异情况以及社区结构在知沟形成过程中与教育的交互作用。具体来看,主要检测北京与合肥城市之间、农村之间以及城乡之间的癌症知识水平差异,以及在具有不同社区结构的地区,由教育程度差异导致的癌症知识水平差异大小是否会有所不同,即基于教育的知沟大小是否会因社区结构的不同而有所变化。在这里,社区结构作为一个中观层面的变量,属于广义的社会结构变量,它涵盖了媒体报道量和总体教育程度差异,因此从这个角度的分析也可以补充我们对第 3 章所研究问题的认识和看法。

　　第 7 章是本书的结尾部分,主要对主要研究结论进行总结与分析,并讨论知沟假说是否成立或者说在什么条件下成立。同时也就本书的研究方法、各重要变量的测量、解释变量选择的一些不足与局限之处进行分析。为了体现理论研究对实践领域的关照与指导,本章还将提出缩小癌症知沟、消除健康不平等、有效提高健康传播运动效果的一些建议。最后,在本书研究结论与局限的基础上,提出了未来知沟假说研究的方向和值得尝试的研究领域。

第2章 "知沟"假说的理论解释、验证方法 及本书的理论模型与数据选择

对社会行为的解释,一直以来存在着结构-文化的对立。持结构主义看法的学者把社会行为看作是社会结构(性别、种族、年龄等外在因素)的产物,而从文化出发的解释则把社会行为看作是个人主动选择的结果,其中个体是积极的行动者。这一分歧在知沟的研究中也有体现。① 最初的知沟假说在解释知沟形成的原因时强调社会结构性因素对知识获取的影响,后续研究不断对最初的知沟假说进行修正,指出个体因素也有着重要影响,在下文的分析中将对此进行详细介绍以有助于我们对知沟形成原因有更深入的了解。

动机是个体因素当中非常重要的一个因素,关于社会经济地位、动机、知识获取三者之间的关系长久以来也一直受到学者的广泛关注,那么在知识获取过程中到底是动机还是社会经济地位起着决定性作用? 是教育决定动机、动机决定着知识的获取还是说两者之间是平行关系——教育程度没有决定动机水平,但在教育程度和动机中有一个因素起着主要作用决定着人们的知识水平? 以上问题的进一步回答将帮助我们对知沟形成的内在机制有着更加深刻的理解。同时,从纵向来看,知沟到底在传播过程中的哪个环节出现? 知沟会导致什么样的现实结果? 这一问题也会在下文的分析中找到答案。作为一个最初只涉及社会经济地位、媒体报道量和知识水平三者之间关系的理论假说,知沟研究在后续的实证分析中加入了许多中介变量或调节变量以深入解释知沟的形成过程和影响因素,并不断对上述变量细化和具体化,从而有助于相关变量的测量和对知沟假说的实证检验。那么以上变量具体是如何被测量的? 知沟假说又是如何采用实证的方法得以证明或否定的? 这些实证检验采用了什么统计方法? 关于这些问题的回答将对本书后续实证检验的展开奠定基础。

为了回答以上问题,本章第1节首先将从社会结构功能主义和个人功能主义两个不同的角度对知沟形成的原因加以阐述,由于本书后续章节的实证研究部分

---

① 刘海龙(2008).《大众传播理论——范式与流派》.北京:中国人民大学出版社.165.

在提出研究假设时还会涉及更加详细的分析,因此这一节仅就上述问题进行概括性介绍。第 2 节主要介绍关于知沟现象产生机制的各种解释模型,首先是对动机、社会经济地位、知识水平这三个变量之间的关系介绍,涉及动机和社会经济地位在知沟形成过程中的各自作用和交互作用;同时,也从动态角度关注知沟的形成过程,因为社会经济地位对知识获取的影响不是一蹴而就的,而是经历许多中间环节,知沟也不是社会经济地位差异所导致的一个最终结果,它还会对其他社会不平等现象产生进一步的影响。第 3 节主要介绍知沟假说的实证验证方法,涉及如何从纵向研究和横向研究中验证知沟假说,知沟假说验证应该具备哪些条件,验证过程中一些核心概念的测量方法。第 4 节将对本书所采用的研究框架和原因作出分析,这一部分是本书后续实证检验得以展开的基础,涉及对现有知沟研究框架的总结,并结合癌症知识这一特殊话题采用合适的研究框架。第 5 节主要介绍本书的研究方法、所采用的数据来源及其获取过程,并对样本构成加以简要分析。

2.1 对"知沟"现象的不同解释取向:社会结构功能主义 vs 个人功能主义

2.1.1 从社会结构功能主义解释知沟现象

知识或信息的分布与财富分布并不一样,它不具有排他性,也就是说不会因为某些人拥有了就同时阻止其他人拥有,然而信息的均衡分布却是不现实的,因为社会分层会给信息的流动和获取造成障碍。[①] 在知沟假说提出之初,强调的是教育、收入、职业等社会经济地位指标对知识差异的影响,后来蒂奇诺等人针对最初理论框架的抽象性进行反思,提出除了媒体报道量、个人知识量、社会经济地位、时间外,议题性质、冲突程度、社区结构和媒介报道模式四个变量也对知沟产生影响。可见,经典知沟假说主要采用了结构-功能主义的理论框架解释知识在不同群体中的不平等分布,把原因主要归结为社会经济地位等结构性因素。[②] 因为社会经济地位对知沟的影响内含于知沟假说的基本论断之中,关于其他社会结构性因素对知沟的影响都是基于社会经济地位这个决定性因素展开的,因此下面仅对其他几

① Gaziano, C. (1997). Forecast 2000: Widening knowledge gaps. *Journalism and Mass Communication*, 74(2), 237-264.

② 刘海龙(2008).《大众传播理论——范式与流派》.北京:中国人民大学出版社.159-160.

个社会结构性因素进一步加以分析。

一、议题性质及其冲突程度

自知沟假说提出以来,关于不同议题、不同领域的知沟现象存在与否的验证一直是传播学者关注的焦点。知沟所研究的议题性质主要是社会-政治议题、健康议题、科技议题、生物议题等,其中健康和社会-政治议题是研究最多的领域。已有研究显示,知沟大小因议题性质而有所变化,例如在国际性和政治性议题上知沟普遍较大,而在当地议题和健康性议题上,因人们对当地事务和健康问题一般比较感兴趣,因此相对较小。[①] 另外,当出现大量争议性媒介报道、大量的宣传、全国性关注的议题时,知沟会趋于缩小或消失。[②] 因为当议题引起社区普遍关注时或社区处于激烈的冲突状态时,群体成员会积极地检测环境并相互交流,以减少不确定性,这会抵消社会经济地位带来的知识差异。[③] 在这一情况下,媒体报道量和人际传播是知沟大小的重要调节变量。

二、社区结构因素

知沟在高度多元化社区里更易出现,因为在这样的社区里群体间的争议会变大,话题在正式公开场合被讨论的可能性增加,于是容易被当地媒体报道。同时因为有着分散的权力和分散的话题兴趣,从而导致较低程度的人际间信息交流,信息流动的效率降低,也就更加容易产生知沟。在不太多元的社区,权力更为集中(表现为较少的领导掌握较多有影响力的职位),拥有更加正式的传播模式,于是信息流动更加有效,从而导致较小的知沟。但也有研究显示,在不太多元的社区,虽然权力的高度集中化有利于人际交换信息,但这可能会限制公众讨论,从而因较少的媒体报道导致知沟扩大。可见在这一领域研究结论并不一致,一些研究发现知沟在多元化社区比在不太多元的社区大[④],在多元化程度低的社区甚至没有知沟[⑤],

① Hwang, Y. & Jeong, S. H.(2009). Revisiting the knowledge gap hypothesis: A meta-analysis of thirty five years of research. *Journalism and Mass Communication Quarterly*, 86(3), 513-532.

② Donohue, G. A., Tichenor, P. J. & Olien, C. N.(1975). Mass media and the knowledge gap. *Communication Research*, 2(1), 3-23.

③ 刘海龙(2008).《大众传播理论——范式与流派》.北京:中国人民大学出版社.159-160.

④ Gandy, O. Jr & Waylly, M.(1985). The knowledge gap and foreign affairs: The Palestinian-Israeli conflict. *Journalism Quarterly*, 62(4), 777-783.

⑤ Ettema, J. S., Brown, J. W. & Luepker, R. V.(1983). Knowledge gap effects in a health information campaign. *Public Opinion Quarterly*, 47(4), 516-527.

也有研究发现在多元化社区知沟闭合更快,或者因多元化社区更大可能的话题争议而使得知沟变小。[①] 关于社区结构对知沟的影响还将在第 6 章节详细展开,在此不再赘述。

三、媒体报道量

知沟假说是基于媒体报道量对不同社会经济地位群体知识获取的影响不同提出的,但 Gaziano 在 1983 年对知沟研究的文献综述中指出,关于媒体报道量对社会经济地位-知识之间关系的影响仍不清楚,因为关于媒体报道变化方面的研究相对较少。[②] 而近几年来这一情况发生了根本变化,大部分关于知沟研究的文献都会涉及对媒体报道量的考察。具体来看媒体报道量对知沟大小的影响,可以概括出以下主要结论:(1)当媒体的报道随着话题显著性增加时,至少能部分调节不同社会经济地位群体间知识水平差异大小。(2)当媒体对值得公众关注的话题进行广泛、持久的充分报道时,可以部分地平衡知识分配。[③]

四、不同信息渠道的作用

媒体对公众政治和公共事务信息获取的影响开创了传播学领域的一个主要研究传统。这个传统中的一个主线就是关于不同媒体在影响公民吸收公共事务信息能力的程度上是不同的(并特别强调电视和报纸这两种媒体的差异)。[④] 从而使得不同媒体对知沟存在与否或知沟大小的影响也有所不同。除此之外,人际传播频度也可能影响知沟。[⑤] 具体来看,不少研究证实了印刷媒介(主要是报纸)因为是社会经济地位较高群体偏好的媒体,往往承载着更为复杂的知识,对认知和信息加工能力要求较高,因此会造成更大的知沟,特别是相较于电视。电视则由于相反的

---

① Viswanath, K., Finnegan, J. R. Jr, Hertog, J., Pirie, P. & Murray, D. M. (1994). Community type and the diffusion of campaign information. *Gazette*, 54(1), 39-59.

② Gaziano, C. (1983). The knowledge gap: An analytical review of media effects. *Communication Research*, 10(4), 447-486.

③ 丁未(2003).《社会结构与媒介效果——"知沟"现象研究》. 上海:复旦大学出版社.66.

④ Chaffee, S. H. & Kanihan, S. F. (1997). Learning about politics from mass media. *Political Communication*, 14(4), 421-430.

⑤ Ho, S. S. (2012). The knowledge gap hypothesis in Singapore: The roles of socioeconomic status, mass media, and interpersonal discussion on public knowledge of the H1N1 Flu Pandemic. *Mass Communication and Society*, 15(5), 695-717.

原因更易成为知沟调节器。[①] 近几年来网络也引起了知沟研究领域学者的广泛关注,他们就网络所提供的海量内容是否能缩小传统媒体时代的知沟现象展开激烈的讨论,但大部分现有研究结果仍支持网络扩大了不同社会经济地位群体间知沟的论断。[②] 在人际传播方面,有研究表明由于人际讨论有助于信息的流动和传播效率的提升,因此可以推动知识在不同群体间的平等分布,大众传播媒介和人际传播相结合将会大大促进知识的均衡流通。但也有学者认为不同社会经济地位群体在人际交流中知识范畴与兴趣不同,将影响其各自的知识获取,因此人际传播不太可能跨越社会分层。[③]

总之,由于社会经济地位对人们的媒介接触与使用、认知与信息加工能力、媒介依赖模式等方面起着决定性作用,因此不同媒体使用所导致的知沟现象及其大小变化仍然从侧面说明了社会经济地位才是知沟产生的主要原因。

2.1.2 从个人功能主义取向解释知沟现象

自 Ettema 和 Kline 于 1977 年提出动机因素作为知沟现象的补充解释后,在关于知沟假说的后续研究中有大量学者开始从个人功能主义的角度展开研究,其中有学者认为知沟现象是由个人的信息获取动机差异而不是社会经济地位差异导致的,也有学者认为动机因素对知识水平的预测力要大于社会经济地位,而大多数学者则认为动机因素仅影响了社会经济地位与知识差异之间的关系。[④] 从而使得知沟假说的研究路径发生了根本性变化。

按照 Ettema 和 Kline(1977)的观点,随着大众传播媒介流向社会的信息增多,社会经济地位较高且具有信息获取动机(或感知到该信息对其具有某种功能)的群体将比社会经济地位较低且不具有信息获取动机(或感知到该信息对其没有功能)的群体以更快速度获取这类信息。于是,两个群体之间的知沟将呈现扩大而非缩

---

① 具体详细研究成果可参见本书第 3 章。

② 具体详细研究成果可参见本书第 3 章和第 4 章。

③ 丁未(2003).《社会结构与媒介效果———"知沟"现象研究》.上海:复旦大学出版社.69.

④ 例如:Viswanath,K.,Kahn,E.,Finnegan,J. R. Jr,Hertog,J. & Potter,J. D.(1993). Motivation and the "knowledge gap":Effects of a campaign to reduce diet-related cancer risk. *Communication Research*, 20(4),546-563.;Kwak,N.(1999). Revisiting the knowledge gap hypothesis-education,motivation,and media use. *Communication Research*,26(4),385-404.

小之势。① 关于这一问题,研究结论并不一致。有学者指出,这种不一致部分是由于对动机的不同操作定义。例如将动机定义为关注程度、感知到的风险、对事件相关活动的行为卷入度、事件兴趣、与事件相关的人口统计学特征和个性因素等。② 一般而言,当公共事务话题离个人在时空上越遥远,与个体不具有相关性时,不同社会经济地位群体间知识差异的可能性就越大。已有研究中关于动机与知识获取之间因果关系的方向仍不甚明了,也许动机会导致更多的知识获取,但也有可能这种关系是相反的。Dervin(1980)则强调了个体情境因素对知沟效果的重要影响,对知沟假说强调社会结构因素的论断进行了批判。她认为信息使用是一个建构过程,必然受到个体心理感知的局限,以及时空和变化的制约。③ 总的说来,Dervin和 Ettema 等人都从个人如何确定自己的需求角度来考察知沟假说是否成立,并强调知沟现象并不是简单地由社会结构导致,中间可能还存在着个体需求的作用。④

2.2 解释"知沟"现象产生机制的理论模型

一系列因素潜在地影响着不同社会经济地位群体之间的知沟,并作为中间变量发挥作用。关于这些因素与社会经济地位之间如何相互作用以影响知沟,学者们提出了不同的解释模型。

2.2.1 社会经济地位、个人动机与知沟现象

知沟研究学者长期讨论知识差异的最终决定因素是教育、动机还是其他变量,并着重关注社会经济地位与动机在解释知识差异时的关系。实证研究已经证明了基于教育缺陷的知识不平等是可以通过信息与个人的相关性或兴趣因素改变或转

① Ettema,J. S. & Kline,F. G.(1977). Deficits,differences and Ceilings:Contingent conditions for understanding knowledge gap. *Communication Research*,4(2),179-202.

② Kwak,N.(1999). Revisiting the knowledge gap hypothesis-education, motivation, and media use. *Communication Research*,26(4),385-404.

③ Dervin,B.(1980). Communication gaps and inequities:Moving toward a reconcetualization,. In B. Dervin and M. J. Voigt(eds). *Progress in communication sciences*. Norwood,NJ: Ablex. 73-112.

④ 丁未(2003).《社会结构与媒介效果——"知沟"现象研究》. 上海:复旦大学出版社.45.

变的(至少部分地)①,但至今为止,在这两者之间如何相互作用从而决定知识产出方面还未形成一致结论。②

　　在蒂奇诺等人看来,个人兴趣、动机与社会结构的视角并非对立,因为人们根据话题兴趣结合为兴趣群体,又通过兴趣群体结合为社区,而正是兴趣群体提供了社会和政治行为的基础。③ 也有学者认为兴趣与教育程度并不总是相互独立的,在一些情况下,随着教育水平的提升,对具体某话题的兴趣也会上升,因此教育和个人兴趣总是相互增强的因素。④ 由此延伸出了两种相对立的以教育为社会经济地位指标的解释模型,即缺陷模型(deficit model)和差异模型(difference model)(见图2-1)。缺陷模型沿袭了经典知沟假说,认为动机因素是第二位的,它并不是独立于教育的一个因素,因为动机因素会随教育程度提高而上升,也就是说动机是受社会经济地位影响的一项中介因素。而在差异模型中,相关学者试图证明兴趣差异在知沟的形成过程中比较重要,也就是说不是传播技能和信息处理能力的差异,而是不同社会经济地位群体对不同媒体信息的兴趣,最终导致各社会经济地位群体之间的知识获取差异。⑤

　　也有学者将知沟研究采用的解释模型总结为因果关系模型(casual association model)、竞争解释模型(rival explanation model)和动机条件模型(motivation contingency model)(见图2-1)。⑥ 具体来看,因果关系模型与缺陷模型相对应,都强

───────────

　　① 董晨宇(2014).《媒体、知识与社会平等——知识社会学视角中的知沟假说研究》.中国人民大学博士论文.北京.

　　② Gao,K.(2003). *Deficiencies vs. differences:Predicting older women's knowledge levels on breast cancer*. Paper presented to Internatinal Communication Association 2003 Annual Meeting. San Diego,CA.

　　③ 董晨宇(2014).《媒体、知识与社会平等——知识社会学视角中的知沟假说研究》.中国人民大学博士论文.北京.

　　④ Wirth,Werner(1997). Von der Information zum Wissen. Die Rolle der Rezeption für die Entstehung von Wissensunterschieden. Opladen:Westdeutscher Verlag.转引自:Bonfadelli, H. (2002). The internet and knowledge gaps:A theoretical and empirical investigation. *European Journal of Communication*,17(1),65-84.

　　⑤ 例如:Genova,B. K. L. & Greenberg,B. S.(1979). Interests in news and the knowledge gap. *Public Opinion Quarterly*,43(1),79-91.;Ettema, J. S. & Kline, F. G. (1977). Deficits, differences and ceilings:Contingent conditions for understanding knowledge gap. *Communication Research*,4(2),179-202.

　　⑥ Kwak,N.(1999). Revisiting the knowledge gap hypothesis-education,motivation,and media use. *Communication Research*,26(4),385-404.

调社会经济地位(通常是教育指标)对动机的决定作用,两者间存在着因果联系。[①]
这一主线的研究发现教育和其他社会经济地位指标对知沟的影响通过各种动机因
素作为中介变量发生作用。因果关系模型(缺陷模型)并没有挑战最初只强调社会
经济地位作用的知沟假说,而是从知识获取过程去修正最初的假说。在竞争解释
模型看来,教育和动机(如事件兴趣或关注程度)在媒体信息获取过程中是相互独
立且竞争的解释因素,基本可以和差异模型相对应,只不过后者更加强调动机的解
释力。许多研究在这一框架下比较了两个指标的解释力。[②] 结果显示,个人动机
对知识水平的预测能力更加稳定[③],动机变量作为影响知识获取的自变量确实提
升了整个模型的解释力,特别是当将动机变量操作定义为人们对特定事件的行为
卷入度时,它对知识获取的影响更加强大[④]。一些研究发现动机的影响大过教
育[⑤],但也有研究得出相反结论[⑥]。关于具体研究结论在后续分析中还会涉及。

---

① 例如:Fredin, E., Monnett, T. H. & Kosicki, G. M.(1994). Knowledge gaps, social loca-tors, and media schemata: Gaps, reverse gaps, and gaps of disaffection. *Journalism Quarterly*, 71(1), 176-190.; McLeod, D. & Perse, E. M.(1994). Direct and indirect effects of socioeconomic status on public affairs knowledge. *Journalism Quarterly*, 71(2), 433-442.

② 例如:Chew, F. & Palmer, S.(1994). Interest, the knowledge gap, and television pro-gramming. *Journal of Broadcasting and Electronic Media*, 38(3), 271-387.; Horstmann, R.(1991). Knowledge gap revisited: Secondary analyses from germany. *European Journal of Com-munication*, 6(1), 77-93.; Ettema, J. S. & Kline, F. G.(1977). Deficits, differences and ceilings: Contingent conditions for understanding knowledge gap. *Communication Research*, 4(2), 179-202. 等。

③ Chew, F. & Palmer, S.(1994). Interest, the knowledge gap, and television programming. *Journal of Broadcasting and Electronic Media*, 38(3), 271-387.

④ Lovrich, N. P. Jr & Pierce, J. C.(1984). "Knowledge gap" phenomena: Effect of situation-specific and transsituational factors. *Communication Research*, 11(3), 415-434.

⑤ 例如:Chew, F. & Palmer, S.(1994). Interest, the knowledge gap, and television pro-gramming. *Journal of Broadcasting and Electronic Media*, 38(3), 271-387.; Ettema, J. S., Brown, J. W. & Luepker, R. V.(1983). Knowledge gap effects in a health information campaign. *Public Opinion Quarterly*, 47(4), 516-527.; Genova, B. K. L. & Greenberg, B. S.(1979). Interests in news and the knowledge gap. *Public Opinion Quarterly*, 43(1), 79-91.; Lovrich, N. P. Jr & Pierce, J. C.(1984). "Knowledge gap" phenomena: Effect of situation-specific and transsi-tuational factors. *Communication Research*, 11(3), 415-434.

⑥ 例如:Gandy, O. Jr & Waylly, M.(1985). The knowledge gap and foreign affairs: The Palestinian-Israeli conflict. *Journalism Quarterly*, 62(4), 777-783.

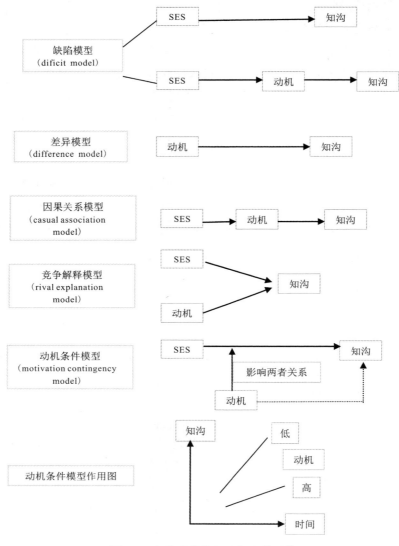

图 2-1　知沟现象的不同解释模型①

　　①　以上模型为笔者参照以下文献合成而来,并略做修改。参见:Bonfadelli,H.(2002). The internet and knowledge gaps:A theoretical and empirical investigation. *European Journal of Communication*,17(1),65-84.;丁未(2003).《社会结构与媒介效果——"知沟"现象研究》.上海:复旦大学出版社.75.;Kwak,N.(1999). Revisiting the knowledge gap hypothesis-education,motivation,and media use. *Communication Research*,26(4),385-404. 另外学者丁未(2003)和 Bonfadelli(2002)对动机条件模型的理解有一定出入,笔者参照 Kwak(1999)最初对动机条件模型的介绍,选择了丁未的模型。

下面将详细介绍动机条件模型,因为从后续的研究中可以看出这一模型是采用最多的。[①] 在动机条件模型中,动机影响了社会经济地位和知识水平之间的关系,即将动机作为一个调节变量来考察,在验证中更多考虑社会经济地位和个人动机之间的交互关系。相关研究发现,基于社会经济地位的知沟会在很多情况下受到动机变量的影响,例如对争议性话题在宏观社会层面仅有适度的知沟,因为争议会刺激传播和信息寻求,于是促使人们获得更多知识。但是仅有政治兴趣而没有最低程度的认知资源(例如既有知识和认知框架),在很多情况下似乎并不足以激发信息寻求和知识获取。因此实证研究的任务是搞清楚像教育或既有知识等认知因素以及动机因素(如个人兴趣)如何在具体情况下共同作用。对于有着高动机水平的人,由教育导致的知沟会比低动机水平的人小。于是,尽管教育对知识获取的主效应仍然存在,但当人们的动机水平较高时,教育对知识水平的影响会显著减小,从而使得不同社会经济地位群体间的知沟在高动机水平群体中可以被忽视。[②]

事实上,动机条件模型在学者的研究视野中是历史最久的。在 Ettema 和 Kline(1977)早期的文章里就明确指出了动机变量作为理解知沟产生的条件变量将越来越重要。高低社会经济地位群体间知沟的缺陷解释(如教育)并没有充分解释知沟现象的产生,在没有排除社会经济地位等非情景因素影响的同时,作者提出情景因素(如动机变量)也应该被考虑到。[③] 然而在文中却将这种想法不合适地假设为竞争解释模型而不是动机条件模型,结果,后续研究都主要在竞争解释模型下展开。[④] 对此学者 Kwak 评价道,动机条件模型在同一篇文献中出现而又讽刺地消失了。[⑤] 直到 20 世纪 90 年代,才不断有学者重新在动机条件模型下提出假设并加以验证。[⑥] 例如学者 Yows 等人(1991)分析了基于不同教育水平,人们感知到的癌

---

① 董晨宇(2014).《媒体、知识与社会平等——知识社会学视角中的知沟假说研究》.中国人民大学博士论文.北京.

② Kwak, N. (1999). Revisiting the knowledge gap hypothesis-education, motivation, and media use. *Communication Research*, 26(4), 385-404.

③ Ettema, J. S. & Kline, F. G. (1977). Deficits, differences and ceilings: Contingent conditions for understanding knowledge gap. *Communication Research*, 4(2), 179-202.

④ Kwak, N. (1999). Revisiting the knowledge gap hypothesis-education, motivation, and media use. *Communication Research*, 26(4), 385-404.

⑤ Kwak, N. (1999). Revisiting the knowledge gap hypothesis-education, motivation, and media use. *Communication Research*, 26(4), 385-404.

⑥ 例如:Kwak, N. (1999). Revisiting the knowledge gap hypothesis-education, motivation, and media use. *Communication Research*, 26(4), 385-404.; Viswanath, K., Kahn, E., Finnegan, J. R. Jr, Hertog, J. & Potter, J. D. (1993). Motivation and the "knowledge gap": Effects of a campaign to reduce diet-related cancer risk. *Communication Research*, 20(4), 546-563.

症风险是否会影响癌症知识。他们将被调查者分为两个不同教育程度的小组,比较了每组所感知到的患癌威胁与特定类型知识之间的回归系数。结果显示感知患癌威胁在教育程度较低的群体中略高于教育程度较高的群体。[①] Horstmann(1991)在德国做了一系列关于人们知识获取影响因素的分析,他发现政治参与是知识获取的一个更加显著的预测指标(与其他动机指标和信息需求相比),将教育作为调节变量检测变量间的交互作用时发现对于政治参与而言,不存在与教育之间的交互作用,政治参与对知识获取的影响在不同教育群体间是恒定的。然而,从 β 系数来看,在教育程度较低的群体中,动机对知识获取的影响系数更大(相较于教育程度较高的群体而言),虽然在一些组别中系数没有通过显著性检验。[②] 教育和动机变量之间的交互作用显著意味着一个人的动机可以调节教育所导致的知沟,于是当教育程度低的人有着较高水平的动机时可以减小基于教育的知沟。但学者 Kwak 指出,这些研究并没有充分验证动机条件模型,尽管实证研究结果表明这一模型是合理的。[③]

总的说来,关于解释知识获取时社会经济地位和动机之间关系的各种理论模型的验证还没有得到学者的充分关注,有待于进一步用实证研究来弥补这一缺失。如何阐明社会结构与个人需求之间的关系,应该是这个假说进一步要回应的问题,这需要提出更为全面的解决结构与文化、宏观与微观矛盾的理论解释框架。[④]

2.2.2 知沟产生过程论

有学者指出对知沟研究范式的进一步修正涉及如下问题:知沟到底是在传播的哪个环节出现的?这一问题在早期所发表的关于知沟研究的文章中并没有清楚地加以区分。而在互联网逐渐普及和对数字鸿沟讨论的热潮之下,才开始越来越引起学者的重视。有学者认为从更宽泛的角度说,知沟实际上是一种传播沟。而对最初知沟假说修正的努力除了增加更多更具体的社会结构方面的解释变量,以及提供了个体层面的额外解释变量之外,第三个努力方向就是试图把知沟延伸到

① Yows, S. R., Salmon, C. T., Hawkins, R. P. & R, Love R. (1991). Motivational and structural factors in predicting different kinds of cancer knowledge. *American Behavioral Scientist*, 34(6), 727-741.

② Horstmann, R. (1991). Knowledge gap revisited: Secondary analyses from Germany. *European Journal of Communication*, 6(1), 77-93.

③ Kwak, N. (1999). Revisiting the knowledge gap hypothesis-education, motivation, and media use. *Communication Research*, 26(4), 385-404.

④ 刘海龙(2008).《大众传播理论——范式与流派》. 北京:中国人民大学出版社.161.

传播效果沟以覆盖所有与知识获取相关的"沟"。[①] 随着全球化与信息技术的进一步发展,国际间贫富差异和数字化技术带来的信息不平等分布引起了研究者们的关注,可将此看作是知沟假说的延伸。[②]

在既有知沟假说研究中缺乏对以下几个问题中的前几个做理论考虑或实证研究:(1)信息提供沟;(2)接入沟;(3)信息使用沟;(4)信息处理沟;(5)作为结果的知沟。而实际情况是,知沟在第一层级中就已经产生,因为不同的社会细分群体身处于不同的媒介环境,由于共享的新闻价值和实践理念,信息供应不可能完全不同,但仍限制了不同社会经济地位群体的可获信息分布。特别是随着大众媒体越来越强调为特定的目标群体定制信息,这一趋势将会得到强化。例如在那些主要被教育程度高的细分群体使用的媒介渠道,会增加该群体所感兴趣的某类话题的信息供应,于是信息提供沟也会随之出现。随着新媒体如网络的不同程度扩散,信息供应沟还会进一步扩大。知沟也可以在使用阶段出现,因为就算不同社会细分群体的可获信息是一样的,媒体使用者的兴趣也不一样,这种偏向会让他们接触到不同信息,从而产生使用沟。大量实证研究证明对特定政治信息的内容偏向与人口统计变量和教育有关,知沟也因受众的不同信息接受策略而扩大。最后,在信息处理阶段,不同受众基于自己的既有知识和使用目标,也有可能基于不同的媒体注意认知水平或不平等的信息处理策略对同一信息做出不同处理,并储存下自己所需要的信息,作为所期待满足的媒介效用的结果。[③] 因此,知沟应该是以上几个阶段不同社会经济地位群体间差异共同作用所产生的结果,如果割裂了其他几个阶段对知沟的影响而直接研究知沟,将不能全面理解知沟现象产生的内部机制,从而也就无法对消除或缩小知沟这个实践目标作出回应。

随着互联网、手机等新媒体的不断普及,知沟在不同传播阶段的发展进一步引起学者的广泛关注。如图 2-2 所示,在信息提供、接入、使用、处理和知沟阶段,以网络为代表的新媒体时代与传统媒体时代相比发生了巨大的变化(图中将使用和处理合并为一个阶段)。从信息的供应环节来看,传统媒体时代提供的主要是同质化的新闻信息,而网络提供的却是没有限制的异质化信息;从接入阶段来看,传统媒体对于每个人而言都是普遍可及的,而网络因为其对硬件和连接设施的经济/技术方面要求较高,只有一部分群体可以率先接入,而这一群体通常是社会经济地位较高的群体;从使用阶段来看,虽然不论是传统媒体还是新媒体,使用者都是基于

① Kang, Y. (2005). *Knowledge gap effect in health campaign evaluation*. Paper presented to International Communication Association. New York.

② 刘海龙(2008).《大众传播理论——范式与流派》.北京:中国人民大学出版社.164.

③ Bonfadelli, H.(2002). The internet and knowledge gaps: A theoretical and empirical investigation. *European Journal of Communication*, 17(1), 65-84.

个人动机和能力寻求信息,但由于网络媒体在信息提供环节的差异化和内容的无限性,网络用户可以在这一阶段寻求到更加个性化、能满足自己需求的信息,从而为下一阶段拉开与传统媒体使用者之间知识水平的差距奠定基础;在最后一个阶段,由于传统媒体在接入环节没有差异,在使用方面也不需要特殊的技能,因此传统媒体所产生的知沟大多是基于教育和动机造成的,而网络媒体由于在接入阶段对使用者的经济和技术设备方面的限制较多,在使用环节对个人的相关技能、能力要求也较高,因此所产生的知沟大多是基于接入沟、使用沟和能力沟共同造成的结果。总之,传统媒体时代的知沟主要是议题相关性和兴趣差异的结果,因为整体接入度和使用度都很高,信息也较同质,对能力的要求相对新媒体而言也较小。相反,网络上的信息是异质的、无限的,网络的使用需要更加主动和有能力的使用者,因为对互联网有意义的使用通常都是基于新技能,如目标明确的搜索策略、对信源可信度的分析或对意义解释框架的建构,而这些能力的掌握都与社会经济地位紧密相关。可见,正是网络等新媒体的不断普及,在接入和使用方面与传统媒体有着巨大差别,并对知沟的形成有重大影响,才让人们重新开始从传播的整个过程来审视知沟产生的内在机制。

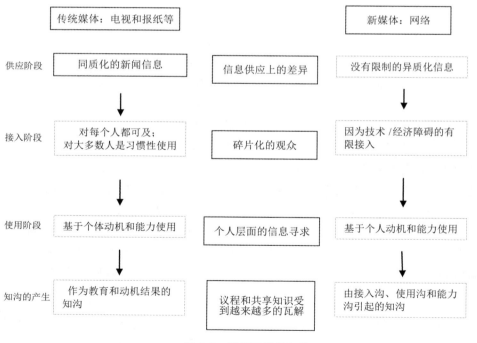

图 2-2　网络时代的知沟

除此之外,也有学者探讨作为行为沟先行指标的知沟,自 1980 年之后知沟假说的研究出现从知沟到行为沟的转向。[①] 正如 Rogers(1976)指出的,信息并不只是导致知沟,也会导致效果沟和行为沟。知识获取是知识传播过程的第一阶段,态度或行为改变通常会引起学者更大的兴趣。[②] 一些学者事实上也在他们的研究中将知沟和行为沟结合在一起,并寻求知识和行为之间关系的可能滞后性,提出了信息(知识)-行为沟这一概念。[③] 例如学者 Rimal(2000)探讨了自我效能在饮食知识与行为间的中介影响,结果显示,知识、行为之间的相关性在高自我效能的人群中更高;从时间序列来看,自我效能提高后知识与行为之间的相关性加大,反之亦然。[④] 然而,总体来看致力于传播效果沟的整合研究仍相对较少,学者们很少探索知沟和行为沟间的潜在重要联系,因此需要更多的研究在不平等理论背景中整合知识、观念和行为变量。[⑤]

本书受数据和研究目的的限制仅分析作为传播沟的知沟,不涉及行为沟研究,在此仅对知沟与行为沟之间的关系做一个简要介绍。从以上分析可以进一步看出,作为传播沟的知沟将知识差异看作是结果(至少是一个暂时的结果),而作为行为沟先行因素的知沟,知识差异仅仅是其他行为差异甚至是社会不平等的一个开始。可见,对知沟的解释和研究正超越本身的范畴,置身于更加广泛的传播过程和行为改变模式中去思考知沟产生的条件和结果,在知沟与其他因素对行为改变的交互作用中去延展知沟研究的领域。

---

① 董晨宇(2014).《媒体、知识与社会平等——知识社会学视角中的知沟假说研究》. 中国人民大学博士论文.北京.

② Rogers, E. M. (1976). Communication and national development: The passing of the dominant paradigm. *Communication Research*, 3, 213-240.

③ Sligo, F. X. & Jameson, A. M. (2000). The knowledge-behavior gap in use of health information. *Journal of American Society for Information Science*, 51(9), 858-869.; Rimal, R. N. (2000). Closing the knowledge-behavior gap in health promotion: The media role of self-efficacy. *Health Communication*, 12(3), 219-238.

④ Rimal, R. N. (2000). Closing the knowledge-behavior gap in health promotion: The media role of self-efficacy. *Health Communication*, 12(3), 219-238.

⑤ Kang, Y. (2005). *Knowledge gap effect in health campaign evaluation*. Paper presented to International Communication Association Meeting. New York.

2.3 知沟假说的验证方法

2.3.1 两类研究:纵向研究 vs 横向研究

已有研究对知沟假说的验证主要有两种方式:

一、历时性比较

历时性比较通过比较不同社会经济地位群体间的知沟在长时间内是否变大来验证知沟假说,如果知沟变大,说明知沟假说成立。其前提条件是假定媒体对特定议题的报道会随时间推移而增多,或者至少是稳定的(在研究时段内)。例如,Viswanath 等人(1995)采用历时 5 年的数据分析不同社区间高低教育程度群体的复杂知识水平差异是否随时间流逝而减小[①];Cacciatore 等人(2014)使用 2004 年和 2007 年的电话调查数据检测教育程度低的群体是否会因网络和电视使用而减小与教育程度高的群体间的知识差异[②];Fraile(2011)在西班牙使用 2004 年和 2006 年的竞选运动数据,在控制动机、能力、机会后分析媒介对政治知识获取的作用[③];Jenssen(2012)采用 1997 年、2001 年、2005 年的挪威竞选数据分析电视和报纸消费对政治知识传播的影响[④]。也有研究选择一个信息运动项目开始(或开始前)和结束时为时间点测量知沟以验证知沟是扩大还是缩小,因为信息运动一般会选择大众媒体投放其核心信息。例如 Moore(1987)采用两段平行数据研究 1978 年州长竞选运动前后的知沟大小,以试图证明不同社会经济地位投票者间信息扩

---

① Viswanath, K., Finnegan, J. R. Jr, Hertog, J., Pirie, P. & Murray, D. M. (1995). Community type and the diffusion of campaign information. *Gazette*, 54(1), 39-59.

② Cacciatore, M. A., Scheufele, D. A. & Corley, E. A. (2014). Another (methodological) look at knowledge gaps and the internet's potential for closing them. *Public Understanding of Science*, 23(4), 376-394.

③ Fraile, M. (2011). Widening or reducing the knowledge gap? Testing the media effects on political knowledge in Spain(2004-2006). *International Journal of Press/Politics*, 16(2), 163-184.

④ Jenssen, A. T. (2012). Widening or closing the knowledge gap. *Nordicom Review*, 33(1), 19-36.

散的曲线不同,从而导致信息运动过后知沟大小发生变化。[1] 需要强调的是,在采用历时性分析时,只有当靠后的时间点测量的知沟变大才能证明知沟假说成立。[2]

二、横向比较

因为媒体对不同议题的报道程度不一样,所以可以通过对某一时间点上不同议题的知沟比较来验证知沟假说。如果媒体报道量大的议题其知识检测结果优于报道量小的议题,则说明知沟假说成立。例如 Gaziano(2001)对 1987 年到 1992 年期间《纽约时报》《洛杉矶时报》和《今日美国》三份报纸上关于直肠癌和宫颈癌的报道文章进行内容分析,根据文章内容强调的重点是一些调查结果(如不同类型癌症的风险因素、存活概率)还是专家的不同意见看法等进行编码。然后在这一内容分析的基础上比较媒体对直肠癌和宫颈癌不同报道量对相关议题知沟大小的影响。[3]

有学者提出另一种使用截面数据和单一话题验证知沟假说的方法,即测量个体的媒介使用频率作为媒体报道程度的个体层面的参照物。[4] 这一方法可看作是横向比较的延伸,好处是可以提供对实际暴露信息更为准确的评估(相较于更加宏观地测量媒体报道量而言),因而越来越受到学者的广泛关注。而且该方法特别适用于测量关于互联网使用引起的知沟,因为网上信息并不会让个体自动暴露于该信息中,互联网的超文本特性需要用户更主动的投入以从该媒体获得信息。[5] 因此本书也会采用这一方法来验证在健康议题(具体为癌症知识)上知沟假说的表现形式及作用机制(在后面的章节还会具体介绍)。

2.3.2 三个前提条件

知沟假说研究经过 40 多年的发展,目前总体而言在实证上对其进行验证必须

---

① Moore,D. W.(1987). Political campaigns and the knowledge-gap hypothesis. *Public Opinion Quarterly*,51(2),186-200.

② 关于这一点在下文的三个前提条件分析部分将会有详细阐述以获得更好的理解。

③ Gaziano,C. & Horowitz,A. M.(2001). Knowledge gap on cervical colorectal cancer exists among U.S. Women. *Newspaper Research Journal*,22(1),12-27.

④ Eveland,W. P.(2002). News information processing as mediator of the relationship between motivations and political knowledge. *Journalism and Mass Communication Quarterly*,79(1),26-40.

⑤ Bonfadelli,H.(2002). The internet and knowledge gaps:A theoretical and empirical investigation. *European Journal of Communication*,17(1),65-84.

满足以下三个基本前提条件(如果是横向比较仅需要满足前两个条件,因为不涉及最后一个关于时间因素的条件)[①]:

第一,分析中必须包含三个主要的焦点变量,即媒体报道量、知识和调节因素(例如可以是社会层面也可以是个体层面的因素)。因为知沟假说处理的是三重变量之间的关系,而不只是社会经济地位和知识之间的双变量关系。然而这三个变量并没有在所有研究里都涉及,一些研究将不同社区或人口的媒体报道水平作为控制变量,而仅仅测量了知识和教育程度之间的关系,这不能算是完整意义上的知沟假说验证研究。

第二,媒体报道量需要与调节变量之间做交互作用的分析以弄清其对因变量(知识水平)的影响。简单地将媒体报道量和教育或其他变量作为平行变量以预测其对健康水平的影响是不够的,因为知沟假说研究的是这两个变量的交互效应而不是两者作为平行变量各自的主效应。在大部分研究中,这种交互作用的分析是通过两个变量产生一个交互变量,然后进行方差分析或多元回归分析。当检测没有通过显著性检验,这种交互作用也可通过平均分或比例的比较,以及 t 检验或方差分析来辨别不同社会经济地位群体间的知识水平是否存在显著差异。不管使用哪种统计方法验证知沟,解释变量对知识水平变化的影响如果因媒体报道程度的差异而有所变化,那就是支持了交互作用的存在。

第三,在历时性研究设计中,时间是个检测媒体信息涌入后效果的替代性自变量。在这类研究中用于检测知沟效果的信息必须受到足够高水平的媒体报道才能够使得该时间点的选择更加合理。在健康传播运动背景中,这意味着所测量的信息必须是健康运动所要传达的核心信息。从历时角度测量健康运动所在社区健康信息暴露的提升应作为时间变量替代媒体信息流增大效应的证据,在其他类型信息运动中也是一样,因为知沟假说历时性研究的一个前提假设就是媒体对所测量相关议题的报道会随时间流逝而增多(或至少保持恒定)。

2.3.3　四个重要概念的测量

在验证知沟假说时,有四个核心概念的测量比较重要,即社会经济地位、知识、知沟和媒体报道量。

---

① Kang, Y. (2005). *Knowledge gap effect in health campaign evaluation*. Paper presented to International Communication Association Meeting. New York.

一、社会经济地位

在已有文献中对社会经济地位的测量主要采用教育、收入、职业这三个指标。其中使用最多的是教育,其次为收入,但没有研究结果清楚显示采用哪一指标更佳。也有部分研究采用两个或三个指标来指代社会经济地位。[1] 目前,学术界在社会经济地位的测量方法上较为一致,不存在较大争议,在此就不再赘述。

二、知识

从已有的知沟研究来看,知识的测量方法一般采用开放式提问(由被调查者对相关议题的知识做出自由回答)与封闭式提问(研究人员设计相关知识的问题及其答案,被调查者做出选择)两种方法。从所测量的知识类型来看,可分为:(1)深度知识和知晓知识;(2)限制性内容和非限制性内容。具体来看,有些研究简单测量被调查者是否知晓某一事件,有些则测量对一些事实性问题或具体信息的回忆正确与否。[2] 人们普遍认为知识类型及其测量方法影响着知沟大小。从所选知识类型和领域来看,研究结果表明当测量深度知识、无上限知识时,更加容易出现知沟。而在简单类型知识(知晓型知识)、存在上限效果的知识上,比较不容易发现知沟现象或者知沟较小。[3] 在测量方法上,Beaudoin(2004)的研究发现采用不同的知识测量方法(封闭式提问 vs 开放式提问),得到关于动机、教育对知沟影响的结论也不一样。[4] 在较新的一项研究里,学者 Su 等人(2014)分析了不同知识类型,具体为事实性知识和感知知识(即对自己对某类知识的掌握情况评价)之间是否存在不同的知沟,并区分了不同传播渠道(包括传统媒体、网络媒体、人际传播)对纳米知沟(上述两类知识)的影响,结果显示如何测量知识显著影响着知沟的表现形式。[5]

总的说来,关于知识的测量受到较多的质疑和批判。例如对知沟假说认识论

---

[1] Gaziano,C.(1997). Forecast 2000:Widening knowledge gaps. *Journalism and Mass Communication*,74(2),237-264.

[2] Hwang,Y. & Jeong,S. H.(2009). Revisiting the knowledge gap hypothesis:A meta-analysis of thirty five years of research. *Journalism and Mass Communication Quarterly*,86(3),513-532.

[3] 丁未(2003).《社会结构与媒介效果——"知沟"现象研究》.上海:复旦大学出版社.78-79.

[4] 具体研究结论可参见本书第 3 章的分析。Beaudoin,C. E.(2004). The independent and interactive antecedents of international knowledge. *Gazette*,66(5),459-473.

[5] Su,L. Y.,Cacciatore,M. A.,Scheufele,D. A.,Brossard,D. & Xenos,M. A.(2014). Inequalities in scientific understanding:Differentiating between factual and perceived knowledge gap. *Science Communication*,36(3),352-378.

上的批判就是它在知识真理和信念的本质方面没有加以区别。按照知沟假说,知识是客观的、普遍的、有效的,不管知识对于个人的价值和意义何在。而其反对者则认为知识是主观的,是依赖具体环境而定的。尽管蒂奇诺等人在提出知沟假说的文章里没有强调认识论问题,但他们对知识的测量更多地应准确描述为对信念的测量,例如测量人们对是否可以在 20 到 50 年内登上月球或者吸烟引起肺癌这些问题的看法。[①] 不管是社会结构模型还是个人功能主义模型都把知识看作是与编码者所试图决定的意义同质的。尽管在最初的研究里,蒂奇诺团队认为知识和信念是可以互换的,但后续研究趋于在两者间做一个清楚区分,并主要集中于研究从各种传播运动和干预中得到的新信息知识。具体到健康传播运动语境下,知识通常概念化为关于特定疾病、风险行为和解决健康问题的策略的事实性信息。

三、知沟

对知沟存在与否的验证大部分采用问卷调查法[②],也有部分采取实验法[③]或问卷调查与实验法相结合的方式。[④] 总的说来,调查法得出的知沟比实验法大,但调查法里的具体抽样方法并不影响相关结论。[⑤] 具体来看问卷调查法,大部分关于政治知沟方面的研究都是基于竞选运动调查或一些可获得的公开数据做二手资料分析,关于健康知沟的研究则通常使用美国 HINTS 调查数据或者某项健康运动

[①] Hindman,D. B.(2009). Mass media flow and differential distribution of politically disputed beliefs:The belief gap hypothesis. *Journalism and Mass Communication Quarterly*,86(4),790-808.

[②] 例如:Horstmann,R.(1991). Knowledge gap revisited:Secondary analyses from Germany. *European Journal of Communication*,6(1),77-93.;Liu,Y. I. & Eveland Jr,W. P.(2005). Education,need for cognition,and campaign interest as moderators of news effects on political knowledge:An analysis of the knowledge gap. *Journalism & Mass Communication Quarterly*,82(4),910-929. 注:因为采用此方法的研究较多,在此就不一一罗列。根据 Hwang 和 Jeong 在"Revisiting the knowledge gap hypothesis:A meta-analysis of thirty five years of research"一文中的文献综述结果,71 篇所分析文章中有 56 篇采用问卷调查法,15 篇采用实验法。

[③] 例如:Grabe,M.,Yegiyan,N. & Kamhawi,R.(2008). Experimental evidence of the knowledge gap:Message arousal,motivation,and time delay. *Human Communication Research*,34(4),550-571.

[④] 例如:Yang,J. A.(2008). *The widening information gap between high and low education groups:Knowledge acquisition from online vs print news*. Doctor dissertation of philosophy in the Department of Telecommunications,Indiana University. Indiana.

[⑤] Hwang,Y. & Jeong,S. H.(2009). Revisiting the knowledge gap hypothesis:A meta-analysis of thirty five years of research. *Journalism and Mass Communication Quarterly*,86(3),513-532.

的数据进行分析,总之相关研究中绝大多数都是使用二手数据。例如 Shim(2008)采用美国 2003 年度 HINTS 调查数据分析上网群体之间癌症知沟是否受感知风险、种族和网上癌症信息搜寻行为的影响。[①] 韦路等人使用美国"皮尤人民与媒介研究中心"数据分析了网络接入沟、使用沟与知沟之间的关系[②],并比较了传统媒体与网络导致的知沟大小变化情况[③]。采用实验法的研究相对较少。例如 Grabe 等人(2008)采用 2(教育程度) * 2(唤起水平) * 2(时间) * 3(顺序) * 6(信息重复)设计从信息处理角度检测知沟。[④] Yang 和 Grabe(2011)采用 2 * 2(即两个水平的教育程度 * 两个水平的媒介形式)被调查者间实验设计检测在韩国不同教育程度群体间是否存在知沟,以及新闻呈现形式(网络 vs 新闻)在其中的作用和影响。[⑤]

具体到验证知沟的统计方法,主要有以下几种[⑥]:

(1)简单用高社会经济地位群体的平均知识得分减去低社会经济地位群体的平均知识得分。例如 Wanta 和 Elliott(1995)比较了每个教育组的平均知识得分与两个不同时间点的最高组别平均分,并发现关于 HIV/AIDS 传播知识的知沟下降了。[⑦] 但是当 Gaziano(1997)对此结果重新分析,用教育程度最高组的平均分减去教育程度最低组的平均分时发现关于 AIDS 传播知识的知沟上升了,而关于 HIV 的知沟则基本恒定。可见使用平均分的不同比较方法得出的结论并不一致。[⑧]

(2)对高低社会经济地位群体的知识得分进行 t 检验或方差分析。例如 Ettema、Brown 和 Luepker(1983)采用配对 t 检验方法对比了前测和后测中社区的知

① Shim,M.(2008). Connecting internet use with gaps in cancer knowledge. *Health Communication*,23(5),448-461.

② 韦路,张明新(2006). 第三道数字鸿沟:互联网上的知识沟.《新闻与传播研究》,(4),43-53.

③ 韦路,李贞芳(2009). 新旧媒体知识沟效果之比较研究.《浙江大学学报(人文社会科学版)》,39(5),56-65.

④ Grabe,M.,Yegiyan,N. & Kamhawi,R.(2008). Experimental evidence of the knowledge gap:Message arousal,motivation,and time delay. *Human Communication Research*,34(4),550-571.

⑤ Yang,G. & Grabe,M. E.(2011). Knowledge acquisition gaps:A comparison of print versus online news sources. *New Media & Society*,13(8),1211-1227.

⑥ 同一文献可能会同时涉及多种验证方式。在此仅介绍知沟验证方法,不涉及该方法是否合理。另外在采用这些方法的时候可能并不局限在基于社会经济地位差异导致的知沟。

⑦ Wanta,W. & Elliott,W. R.(1995). Did "magic" work? Knowledge of HIV/AIDS and the knowledge gap hypothesis. *Journalism & Mass Communication Quarterly*,72(2),312-321.

⑧ Gaziano,C.(1997). Forecast 2000:Widening knowledge gaps. *Journalism and Mass Communication*,74(2),237-264.

识平均分是否存在显著差异。[①] Kim(2008)采用 t 检验的方法分析高低教育程度群体间是否存在政治知识差异。[②] Grabe、Yegiyan 和 Kamhawi(2008)采用方差分析探讨信息唤起、动机、时间等自变量对知沟的影响。[③]

(3)对掌握了相关知识的不同社会经济地位群体的比例做对比,或比较不同社会经济地位群体对某类知识回答的正确率,并对该比率进一步进行卡方检验。例如丁未通过卡方检验比较了上海、北京、兰州三地不同教育程度群体对 WTO、艾滋病等议题知识的回答正确率,以证明不同教育程度群体间存在知沟。[④]

(4)比较知识与社会经济地位指标之间的相关系数。例如 Chew 和 Palmer(1994)的研究通过比较不同时间点兴趣与知识之间的相关系数以及教育与知识之间的相关系数来说明动机与教育对知识水平的解释力度,该文发现在时间点 1 和时间点 2,动机和教育与知识得分之间的相关系数基本相同,而到了时间点 3 兴趣与知识得分之间的相关系数超越了教育与知识得分之间的相关系数,意味着从更广范围来看,兴趣是更佳的知识水平预测变量。[⑤] 还有 Goswami 和 Raj Melkote(1997)的研究发现,父母收入与关于艾滋病外部接触传播方式和治疗知识之间存在显著相关,从而得出结论:不同收入群体间存在知沟。[⑥]

(5)用代表社会经济地位的变量作为自变量,以知识得分作为因变量做回归分析。例如 Ho(2012)采用最小二乘法多元阶层回归分析方法,根据各变量的因果联系按序进入回归方程,探讨社会经济地位、大众媒体和人际讨论对新加坡 H1N1 流

---

① Ettema, J. S., Brown, J. W. & Luepker, R. V. (1983). Knowledge gap effects in a health information campaign. *Public Opinion Quarterly*, 47(4), 516-527.

② Kim, S. H. (2008). Testing the knowledge gap hypothesis in South Korea: Traditional news media, the internet, and political learning. *International Journal of Public Opinion Research*, 20(2), 193-210.

③ Grabe, M., Yegiyan, N. & Kamhawi, R. (2008). Experimental evidence of the knowledge gap: Message arousal, motivation, and time delay. *Human Communication Research*, 34(4), 550-571.

④ 丁未(2003).《社会结构与媒介效果——"知沟"现象研究》.上海:复旦大学出版社.135-136.

⑤ Chew, F. & Palmer, S. (1994). Interest, the knowledge gap, and television programming. *Journal of Broadcasting and Electronic Media*, 38(3), 271-387.

⑥ Goswami, D. & Raj Melkote, S. (1997). Knowledge gap in AIDS communication: An Indian case study. *International Communication Gazette*, 59(3), 205-221.

感知识的直接影响及其相互作用。[①] Lee(2009)也是采用同样的回归分析方法,用控制变量、自变量——教育程度、网络投入度、网络健康信息使用以及以上三种变量之间的交互变量对知识得分做回归分析以检测互联网时代知沟的影响因素及存在条件。[②]

总体来看以上研究方法,近几年来主要以回归方法为主,其次是方差分析,特别是在检测动机、不同媒体使用等调节变量对社会经济地位-知沟关系的影响时经常使用多元阶层回归分析(虽然方差分析也可以检验调节效应)。平均分比较、卡方检验、t 检验等在早期研究中使用更多,近期的研究中就算采用也仅作为辅助分析方法。

四、媒体报道量

媒体报道量的测量主要有三种方式:第一,基于宏观的媒体报道环境,统计各媒体(根据研究需要选择具体媒介形式或多种媒介组合)对所要测量议题的报道数量(含多个议题的报道量比较),例如 Slater 等人(2009)使用有代表性的报纸样本以分析在防癌报道方面的地区差异,在此基础上研究被调查者的教育程度和癌症预防知识的关系,并分析地区报道差异和个人知识水平之间的关系[③];第二,基于个人的媒体使用,将媒体的重度使用者看作是接触媒介信息流较大的群体,而将轻度或不使用者看作是接触媒介信息流较小的群体,并进而比较两者在相关知识水平方面的差异以说明知沟存在与否。例如 Liu 和 Eveland(2005)采用人们对电视和报纸信息暴露情况以及对相关话题的注意程度来合成媒体使用情况这一自变量,并分析不同媒体使用、动机及其交互变量对知沟的影响。[④] Yows 等人(1991)则让被调查者选择经常用于获取癌症信息的媒体渠道(包括人际渠道),将不同的

---

①　Ho, S. S. (2012). The knowledge gap hypothesis in Singapore: The roles of socioeconomic status, mass media, and interpersonal discussion on public knowledge of the H1N1 Flu Pandemic. *Mass Communication and Society*, 15(5), 695-717.

②　Lee, Chul-joo (2009). The role of internet engagement in the health knowledge gap. *Journal of Broadcasting & Electronic Media*, 53(3), 365-382.

③　Slater, M. D., Hayes, A. F., Reineke, J. B., Long, M. & Bettinghaus, E. P. (2009). Newspaper coverage of cancer prevention: Multilevel evidence for knowledge-gap effects. *Journal of Communication*, 59(3), 514-533.

④　Liu, Y. I. & Eveland Jr, W. P. (2005). Education, need for cognition, and campaign interest as moderators of news effects on political knowledge: An analysis of the knowledge gap. *Journalism & Mass Communication Quarterly*, 82(4), 910-929.

渠道使用频率来指代媒介相关信息接触的多寡,探讨其对知沟的影响。[1] 第三,有较少的研究采用实验法来评价个人的媒体使用情况,相对于第二种方法(一般采取被调查者自评报告的问卷方式),该方法能够严格记录被调查者的媒体使用和偏好情况,但缺点是不能反映社会结构因素的差异,例如 Yang(2008)使用行为测量方式来检测新闻暴露,在实验环境中采用观察法和自我报告相结合的方式相对客观地记录被调查者对具体信息的媒介使用模式。[2]

从以上测量方法可以看出,虽然媒体报道量和个人的媒体使用是两个不同层面的变量,但在进行知沟验证的过程中,通常将两个概念合二为一,要么用宏观层面媒体对某个话题的报道量来推断人们对相关信息的接触情况,要么在假定媒体对某话题有充分报道的前提下,用个体的媒介接触频率来推及其所获信息的多少。不管何种方法都受到了诸多质疑,但在目前没有更优选择方案的情况下,这两种方法仍在知沟研究领域被广泛采用。

2.4　验证知沟假说的理论模型

2.4.1　调节效应模型 vs 中介效应模型

在选择本书研究理论模型前,需要先区分一下调节效应和中介效应,因为针对研究到底选择中介效应模型还是调节效应模型,其验证方法是不一样的。在此以动机、教育和知识获取三者之间的关系为例做出说明,而实际上本书的所有实证检验章节都涉及这一问题。

如果动机在其中发挥中介效应,那么中介效应的具体作用形式可见图 2-3[3],该图显示自变量 X 通过影响中介变量 M 从而进一步影响因变量 Y,也就是说社会

① Yows,S. R.,Salmon, C. T.,Hawkins, R. P. & R, Love R.(1991). Motivational and structural factors in predicting different kinds of cancer knowledge. *American Behavioral Scientist*,34(6),727-741.

② Yang,J. A.(2008). *The widening information gap between high and low education groups：Knowledge acquisition from online vs print news*. Doctor dissertation of philosophy in the Department of Telecommunications,Indiana University. Indiana.

③ 温忠麟(编)(2012).《调节效应和中介效应分析》.北京:教育科学出版社.71.

经济地位影响动机,然后动机影响知识水平,从而证明社会经济地位对知识水平有影响。目前有三种检验中介效应是否显著的方法[1],在此仅简要介绍传统方法,即依次检验回归系数,如果满足以下两个条件,则证明存在部分中介效应:(1)自变量显著影响因变量;(2)在因果链中任一个变量,当控制了它前面的变量(包括自变量)之后,仍显著影响它的后续变量。在此基础上如果还能满足下面这一条件,即(3)在控制了中介变量之后,自变量对因变量的影响不显著,则是完全中介效应[2]。

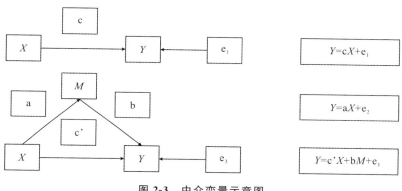

图 2-3　中介变量示意图

　　如果认为动机在其中发挥调节效应,那么关于调节效应的作用图可见图 2-4 所示。该图显示两个变量之间的关系(如 Y 与 X 的关系)是变量 M 的函数,在这里称 M 为调节变量。在本书中 X 即教育,Y 即知识,M 为动机。关于 Y、X、M 之间的函数关系通常表达为:

$$Y = \beta_0 + \beta_1 X + \beta_2 Y + M\beta_3 + e^{[3]}$$

　　关于调节变量的验证依据自变量和调节变量类型的不同可以选择方差分析或回归分析对交互变量是否显著的分析来进行检验,在本书涉及具体分析时再做介绍。调节变量影响的是因变量和自变量之间关系的方向或强弱,具体到本书中指的是动机是否影响不同教育程度群体间的知沟大小或是否扩大/缩小了不同教育程度群体间的知沟。

　　从前文对知沟产生的解释模型介绍可以看出,依据动机和社会经济地位在知沟产生过程中的相互作用关系可以看到存在着动机到底是发挥着中介作用还是调

　　① 　具体可参见:温忠麟(编)(2012).《调节效应和中介效应分析》.北京:教育科学出版社.71.

　　② 　温忠麟(编)(2012).《调节效应和中介效应分析》.北京:教育科学出版社.71.

　　③ 　温忠麟(编)(2012).《调节效应和中介效应分析》.北京:教育科学出版社.81.

节作用的争议。如果动机发挥的是中介作用,那么就是社会经济地位决定了动机的产生,从而影响着知识的获取,按照蒂奇诺等人的观点,教育可以提升信息处理能力以及第一时间感知所接触信息的相关性或功效的能力,也就是说教育决定了动机[①],因此该观点对应的是前文所提到的因果关系模型。而缺陷模型除了包含以上论断外,还有另一个看法就是社会经济地位而非动机决定了知识差异,但不管哪个论断强调的都是社会经济地位在知沟形成过程中的决定性作用。如果动机起到的是调节作用,那么就意味着不是社会经济地位决定了动机,而是动机对社会经济地位和知识之间的关系产生影响,对应的是动机条件模型。除此之外,还有差异模型,即认为不是社会经济地位而是动机决定了人们知识获取的差异,在这个模型中动机既没有发挥中介作用也没有发挥调节作用,而是对知识差异直接产生决定性作用。

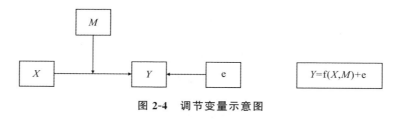

图 2-4   调节变量示意图

2.4.2   模型验证情况及本书的模型选择

以上讨论基本清楚描述了动机和社会经济地位在知沟形成过程中的相互关系及其作用,但鲜有文献从中介效应和调节效应的角度对以上模型进行总体分析或比较。因此接下来将对已有研究做一个简要总结后选择本书的研究模型。

学者 Gao(2003)检测了社会经济地位和动机变量在预测知沟时的相对重要性,试图寻求教育和动机之间的可能互动效果,并对缺陷模型和差异模型进行对比。他认为因果关系模型不适合运用到健康问题中,因为不管是教育程度高者还是教育程度较低者对自己的健康都很关注,有着这样或那样的健康问题,有着基本的动机去寻求健康信息以获得健康知识,但研究结果并没有支持这一看法。具体来看,该研究结果显示教育与其他自变量(包括动机)显著相关,显示了教育在预测

①   转引自:Viswanath, K., Kahn, E., Finnegan, J. R. Jr, Hertog, J. & Potter, J. D. (1993). Motivation and the "knowledge gap": Effects of a campaign to reduce diet-related cancer risk. *Communication Research*, 20(4), 546-563.

知沟时的有效作用。同时在不同风险感知水平的群体间也存在知沟,与其他所研究变量相比,感知风险对知识水平的影响不是很大,这可能是因为妇女在意识到她们面临风险之前首先需要一些基本知识(而这些知识主要是由教育决定的)。防癌筛查经历(拍摄乳房 X 光)作为动机变量之一显著预测了乳腺癌知识,这让我们相信过去的行为也会成为现有知识的有效预测变量。总之,采用防癌筛查经历作为动机变量的研究结果支持了竞争解释模型而不是动机条件模型。在感知风险、防癌筛查经历和教育间没有发现对知识获取的显著交互作用。不同教育程度老年群体间的知沟并不会因为感知风险的大小而发生变化,所以教育和感知风险间的这种关系清楚支持了竞争解释模型而不是因果关系模型。当以防癌筛查经历为动机因素考察其与教育之间的交互作用时发现,不同教育程度群体间存在显著的知识差异,但具体作用方式与动机条件模型预测的不一致。基于教育的知沟在有防癌筛查经历的人群中更大(相较于没有这一经历的人群),也就是说防癌筛查经历没有调节教育程度和知识水平之间的关系。这支持了因果关系模型,即教育通过动机影响知识获取,而不是动机条件模型所预测的,动机作为独立因素调节了由教育引起的知沟。[①] 可见,当采用不同的动机指标测量其与教育之间的交互作用时,所证明的知沟解释模型是不同的。

　　有些健康知沟的研究则主要采用竞争解释模型探讨知沟形成中动机的作用,例如 Chew 和 Palmer(1994)在检测兴趣与教育程度对营养知识水平的影响之前先做了两者的相关系数分析,结果显示相关系数较低,因此将教育和动机作为独立分开的变量探讨其对知识获取的影响,以试图提高模型的解释力,并发现从长时间范围来看,动机比教育对知识水平的预测力更佳。[②] Lovrich 和 Pierce(1984)因注意到很少有文献探讨社会经济地位和动机之间的关系,因此检测了对知沟现象的两个互相竞争的解释模型。研究发现各动机指标与社会经济地位指标之间仅有部分显著相关,社会经济地位变量仅能解释动机水平差异的百分之四,从而预示动机不是由社会经济地位决定的一个变量,教育和动机都对各类知识有显著影响,但情景因素(动机)更加重要,它比跨情景变量更能有效预测在水资源管理政策知识方面

　　① 　Gao, K. (2003). *Deficiencies vs. differences: Predicting older women's knowledge levels on breast cancer*. Paper presented to International Communication Association 2003 Annual Meeting. San Diego, CA.

　　② 　Chew, F. & Palmer, S. (1994). Interest, the knowledge gap, and television programming. *Journal of Broadcasting and Electronic Media*, 38(3), 271-387.

的差异。[①] Kwak(1999)基于动机条件模型对人们的总统竞选运动行为卷入度是否调节了教育与知识水平之间的关系进行了检测。进行回归分析后,教育 * 动机交互变量与知识水平之间的 β 系数为负,意味着教育对知识获取的影响在行为卷入度高的群体中比较弱。也就是说因为教育引起的知沟在卷入度较高的群体中显著变小,从而支持了动机条件模型,即动机能够调节由教育引起的知沟。[②]

而部分文献虽然没有提到是否验证这些模式,但也可以通过其对动机与教育在知识水平预测方面的作用对比看出其研究结论支持哪一模式。例如 Goswami 和 Raj Melkote(1997)的研究结果发现动机虽然能够显著预测知识,但在控制了动机变量后社会经济地位与知识水平之间的关系仍然显著,所以动机不能缩小由教育程度决定的知沟。作者进一步认为获取信息的动机由较高的教育水平决定,这与因果关系模型的论断相一致,认为是教育决定了动机,并进而对知识获取产生影响。[③] Viswanath 等人(1993)提出两个假设精确表达了动机条件模型的研究框架,第一个假设是从历时性角度看,在有更高信息获取动机的群体中知沟不太可能出现,或者会变小。第二个假设是,从历时性角度看,知沟更可能在动机较小的群体中出现或扩大。简而言之,这些假设都将动机作为调节变量处理,并假设知沟在低动机水平的群体中更易出现,而在高动机水平的群体中知沟不易出现。[④] 但总的说来,关于知沟解释模型的研究还相对较少,在特定议题和情景下哪个模型更具有解释力还没有得出合理的结论,因此本书的研究也试图弥补这一缺陷。

上述分析也显示,动机在知沟的形成过程中既可以作为中介变量,也可以作为调节变量对知识获取起作用。中介变量和调节变量检测有着不同的研究目的,本书的研究目的是检验自变量(即教育)在何时影响因变量(即癌症知识),以及在什么条件下(这个条件通常与动机相关)影响较大,在什么条件下影响较小,而不是研究教育如何影响不同社会经济地位群体间的知识差异。同时,大量知沟研究显示教育对知识的影响并非强而稳定的(不满足中介效应分析适用的条件),而是依具

---

① Lovrich, N. P. Jr & Pierce, J. C. (1984). "Knowledge gap" phenomena: Effect of situation-specific and transsituational factors. *Communication Research*, 11(3), 415-434.

② Kwak, N. (1999). Revisiting the knowledge gap hypothesis-education, motivation, and media use. *Communication Research*, 26(4), 385-404.

③ Goswami, D. & Raj Melkote, S. (1997). Knowledge gap in AIDS communication: An Indian case study. *International Communication Gazette*, 59(3), 205-221.

④ Viswanath, K., Kahn, E., Finnegan, J. R. Jr, Hertog, J. & Potter, J. D. (1993). Motivation and the "knowledge gap": Effects of a campaign to reduce diet-related cancer risk. *Communication Research*, 20(4), 546-563.

体条件时大时小,甚至不存在或出现反知沟(reverse gap)现象。再加上动机条件模型是已有研究中采用最多的模型,这也可以看作是学者对此的一种变相认可。因此本研究主要选择动机条件模型,即将动机看作是调节变量来进行分析。

除此之外,本书在验证媒体使用、社区多元化程度对不同教育程度群体间知沟的影响时,也主要采用调节效应模型探讨在不同媒体使用频率、不同多元化程度下,教育程度差异所引起的知沟大小变化情况。虽然也有研究结果显示,社会经济地位对人们的媒体选择与使用偏好有一定的影响,但是中介效应检验适用的条件是自变量对因变量的效应非常显著且强大,由于不同媒体使用频率对知识获取的影响目前还不够明朗(在第 3 章会详细介绍),所以本书研究不适合采用中介效应模型来验证媒体使用、教育程度和知识获取之间的关系。出于同样的原因,本书也采用调节效应模型检验教育程度和社区结构、教育程度和数字鸿沟之间的交互作用。

2.5 验证知沟假说的具体方法与数据来源

2.5.1 研究方法

本书主要基于"北京、合肥癌症与健康信息调查"二手数据,采用定量分析的方法,对知沟假说的基本论断和知沟大小变化条件加以验证。数据分析采用SPSS19.0 统计分析软件,涉及描述统计分析、多元阶层回归分析、方差分析等统计分析方法。本书中的实证检验由四个紧紧围绕知沟假说的主要观点展开,它们分别是不同信息渠道对知沟假说的影响,数字鸿沟对基于教育程度的知沟大小的影响,动机对不同教育程度群体间的知沟差异的调节作用检验,社区结构多元化程度对基于教育程度的知沟大小的调节作用分析。具体研究假设将在相关章节的详细文献综述基础上提出,同时,对于每一章节涉及的自变量、因变量和调节变量的测量也在相关章节加以介绍,因为有部分变量在其他章节也会有所重复,例如每一章节的因变量都是癌症知识水平,控制变量也基本相同,如出现这样的情况则仅在第一次涉及该变量时对其测量方法做出说明。在实证分析得出结果后,本研究还将借鉴教育学、心理学、数字鸿沟等领域的研究成果分析上述结果出现的可能原因,以进一步弄清楚知沟产生的内在机制。

2.5.2 数据来源

本书的数据来源于中国人民大学舆论研究所、国家癌症中心与中国健康中心于 2012 年进行的"北京、合肥癌症与健康信息调查"。该调查的问卷设计借鉴了美国 HINTS[①] 的调查问卷,并根据中国的国情和社会情况进行了修订。主要包含以下五个部分的内容:(1)健康信息获取与寻求方面的情况;(2)癌症信息获取与寻求方面的情况;(3)健康状况;(4)医疗保健方面的情况;(5)个人的基本情况和社会关系。该调查中涉及癌症知识测量、个体对不同媒体的接触频率以及个体主动获取癌症知识的动机等变量的测量,因此也适用于作为知沟假说验证的数据。

该数据主要涉及北京和合肥两个地区的样本,现以北京为例对抽样和问卷调查执行方法做出说明。在北京涉及 18 个行政区区县所有家庭户中的 15~69 岁常住人口。调查采用多阶段分层随机抽样方法,以区(县)、街道(乡镇)、居(村)委会及家庭户分别作为初级、二级、三级、四级抽样单元。第一阶段抽取 2 个区分别代表城区和乡镇,第二阶段按照经济水平好、中、差,每个区随机抽取 3 个街道(乡镇),第三阶段每个街道(乡镇)抽取 2 个居(村)委会,第四阶段每个居(村)委会抽取 110 户,每户调查 1 名家庭成员,选择生日(月、日)离调查日期最近的家庭成员,保证最终每个居(村)委会有效样本不少于 100 人。合肥地区的抽样方法和问卷调查执行方法大致与此相同。调查实施时间为 2012 年 10 月 16 日到 2012 年 11 月 10 日,采用入户调查的方式,由中国健康教育中心(卫生部新闻宣传中心)经过严格培训的访问员入户发放和回收问卷,问卷回复率为 90%。[②]

2.5.3 样本构成分析

本次调查样本为 2 568 人,其中来自北京 51.5%,合肥 48.5%;农村人口占

① 即美国健康信息全国趋势调查,是美国目前最具有代表性的全国性健康信息调查,由美国国家癌症研究所(national cancer institute,NCI)的癌症控制和人口科学部发展而来,用来检测快速发展的健康传播领域的变化,旨在收集关于普通大众如何使用现有传播渠道以获取健康信息,特别是癌症信息。另外也提供了与癌症相关的知识、态度和行为方面的数据调查。详细介绍可参见:Nelson,D. E. et al.(2004). The health information national trends survey(HINTS):Development design,and dissemination. *Journal of Health Communication*,9,443-460.
② 宋美杰(2014).《健康信息寻求与渠道选择研究——基于北京居民健康信息调查》.中国人民大学博士论文.北京.

49.2%,城市居民占 50.8%,农村城市比例接近 1∶1,与我国人口普查数据较为吻合。其中男性占 48%,女性占 52%,与我国男女比例 1.17∶1 的情况稍有不符,但均在可操作的范围内。被调查者以 20～59 岁的人口为主(91.4%),其中 20～29 岁占 15.2%,30～39 岁占 26.1%,40～49 岁占 24.5%,50～59 岁占 25.6%。已婚居民占 83.5%,单身、未婚占 11%。(具体构成参见表 2-1)。

表 2-1 被调查者基本人口统计特征分析[①]

城市		北京 N(%)	合肥 N(%)
区域	城区	660(50%)	645(52%)
	郊区或农村	662(50%)	600(48%)
性别	男	617(47%)	616(49%)
	女	705(53%)	629(51%)
年龄	18 岁以下	5(0%)	0(0%)
	18～24 岁	56(4%)	111(9%)
	25～34 岁	333(25%)	250(20%)
	35～44 岁	277(21%)	393(32%)
	45～54 岁	365(28%)	233(19%)
	55～64 岁	275(21%)	256(20%)
	65 岁及以上	11(1%)	1(0%)
民族	汉族	1 195(91%)	1 237(100%)
	其他民族	125(9%)	5(0%)
婚姻状况	已婚	1 069(81%)	1 073(86%)
	同居	15(1%)	12(1%)
	离婚	40(3%)	20(2%)
	丧偶	23(2%)	23(2%)
	分居	5(0%)	3(0%)
	单身,还未结过婚	169(13%)	114(9%)

因为收入、职业和教育程度与本书要分析的社会经济地位密切相关,因此将其单独列表加以强调,具体见表 2-2。被调查者从事职业较为分散,其中最主要的职业为农业劳动者(24.2%)、工人(11.8%)、无业或失业人员以及退休人员(11%)。

[①] 图表来源:喻国明(编).北京、合肥癌症与健康信息调查总报告(未出版),略有删节。

被调查者的学历大专及以上占34.6%,高中占26.2%,初中及以下学历占38.7%。从收入水平来看,月收入为2 500~4 999元的被调查者占比最多,为24.5%;其次为月收入在1 500~2 499元之间的群体(21.8%)和月收入在1 000~1 499元之间的群体(15.6%)。

表 2-2　被调查者社会经济地位分析

城市		北京 N(%)	合肥 N(%)
职业状况	党政机关、事业单位管理人员	124(9%)	43(3%)
	私营企业主	44(3%)	37(3%)
	企业管理人员	53(4%)	29(2%)
	专业技术人员	77(6%)	106(9%)
	高级行政人员	6(0%)	2(0%)
	教育文化工作者	24(2%)	25(2%)
	办事人员、机关中的一般职员	135(10%)	36(3%)
	工商服务人员	19(1%)	27(22%)
	个体户	72(5%)	135(11%)
	工人	140(11%)	163(13%)
	农业劳动者	233(18%)	388(31%)
	退休人员	191(14%)	91(7%)
	无业或失业人员	170(13%)	117(9%)
	学生	31(2%)	43(3%)
最高学历	小学及以下	62(5%)	212(17%)
	初中	326(25%)	395(32%)
	高中	381(29%)	293(24%)
	大专	247(19%)	239(19%)
	大学本科	239(18%)	87(7%)
	大学本科及以上	60(5%)	16(1%)
个人月收入水平	无收入	190(14%)	219(18%)
	500元以下	73(6%)	88(7%)
	500~999元	82(6%)	134(11%)
	1 000~1 499元	176(13%)	225(18%)
	1 500~2 499元	312(24%)	248(20%)
	2 500~4 999元	354(27%)	274(22%)
	5 000~9 999元	107(8%)	36(3%)
	10 000元以上	24(2%)	16(1%)

2.6 本章小结

　　本章首先从社会结构功能主义角度出发,总结了议题性质和冲突程度、社区结构、媒体报道量、不同渠道的作用等因素都会影响知沟形成和知沟大小变化;从个人功能主义取向来看,主要是动机因素和其他个体情境因素对知沟的表现形式产生影响,并且认为这些因素对知沟形成的作用要大于社会经济地位。

　　如果上述介绍仅简要分析了社会结构因素和个体因素对知沟形成的各自影响,那么接下来对各种解释知沟形成的不同理论模型则会涉及上述因素在知沟形成过程中的相互作用关系。从动机、社会经济地位、知识水平之间的关系来看,主要包括差异模型、缺陷模型、因果关系模型、竞争解释模型和动机条件模型可以解释上述三个变量之间的具体关系及相互影响;而另有学者从其他角度解释了知沟的产生,认为知沟的形成其实是一个连续的过程并延续到社会不平等现象,作为知沟产生的先行因素来看,信息的提供、选择、使用方面都存在着由社会经济地位引起的差异,知沟只是这些差异的一个结果。从知沟的结果来看,知沟接下来会对后续的行为也产生重要影响,从而进一步影响其他社会不平等现象。

　　接下来就如何在上述知沟假说的理论模型和研究框架基础上对知沟假说加以验证进行了详细分析。首先,知沟假说的验证可采用纵向比较也可以采用横向分析。前者通过比较不同社会经济地位群体间的知沟在长时间内是否变大来验证知沟假说,如果知沟变大,说明知沟假说成立。后者通过对特定时间点上不同议题的知沟比较来验证知沟假说,如果媒体报道量大的议题其知识检测结果优于报道量小的议题,则说明知沟假说成立。其次,符合知沟假说研究框架的验证必须满足以下三个基本前提条件:分析中必须包含三个主要的焦点变量,即媒体报道量、知识和调节因素(可以是社会层面也可以是个体层面的因素);媒体报道量需要与调节变量之间做交互作用的分析以弄清其对因变量(知识水平)的影响;在历时性研究设计中,时间是检测媒体信息涌入后效果的替代性自变量。除此之外,四个核心概念的测量在知沟假说验证过程中也很重要,即社会经济地位、知识、知沟和媒体报道量。其中对知沟的测量进行了详细分析,因为它是该理论假说中的核心概念。从统计方法来看,包括对不同社会经济地位群体的知识得分进行平均分比较、t 检验、方差分析,对上述不同群体的知识正确率进行卡方检验,比较知识与社会经济地位指标之间的相关系数,以代表社会经济地位的变量作为自变量,以知识得分作为因变量做回归分析等。

在以上分析的基础上,笔者提炼出本书所选用的研究框架,并就研究方法和数据来源作出解释说明。从研究框架上看,主要借助调节效应模型对本书的研究问题作出回答,因为本书主要验证媒体使用频率、动机因素、社区结构多元化程度的不同水平对教育与知识获取之间关系的影响,检验的是在不同动机水平下、不同媒体(包括互联网)的不同使用频率、不同社区多元化程度下,教育程度差异所引起的知沟大小是否有所变化,比较适合采用统计检验中的调节效应模型。在以上研究框架下,本书采用北京、合肥健康与癌症信息调查的数据,对知沟假说的基本论断和知沟大小变化条件加以验证。在统计方法上第 3 章到第 5 章主要采用多元阶层回归分析,第 6 章主要采用二因素方差分析。除此之外,由于这是一个基于二手数据的分析,所以还对其数据构成是否足以支撑本书的研究框架进行了详细的分析,并对数据的抽样方法和样本构成也加以介绍,从而为后续章节的实证检验做好准备。

第3章　信息渠道差异与知沟变化

　　除了动机因素外,还有许多因素对知沟的形成产生影响,其中信息传播渠道差异就是一个关注焦点。知沟假说的一个重要前提是不同社会经济地位群体会从不同媒介获取信息,人们所接触的信源通常与其社会经济地位有关。从社会系统整合的观点来看,大众媒介是这个系统中其他社会系统包括政治、经济和社会团体的补充。在健康领域,媒体成为医疗医学界各团体、组织、机构和普遍大众公民之间的桥梁,他们发布关于健康和医学的新闻及观点,促进正面的健康行为和生活方式,于是大众媒体逐渐成为公众获取各种健康知识及最新医学进展的主要媒介之一。[①] 已有研究证明,报纸阅读可以促进公众的健康知识。[②] 尽管结论不够一致,电视新闻也被证明可以提升公众关于各种健康知识的水平。[③] 然而在本书第2章也提到不同媒体渠道(特别是传统媒体和网络媒体之间)在内容提供方面是存在差异的,如果知识不平等地分布于一个社会子系统中,那么平等地在这个系统里获取知识就是无法保证的。而人们对不同媒体渠道信息的认知处理方式也与其社会经济地位(特别是教育)有较大联系,进一步影响着人们对同一信息的理解和接受程度。

　　在知沟形成过程中,媒体虽然不是主角和根本原因,但它扮演了诱因的角色,

---

① Gao,K.(2003). *Deficiencies vs. differences: Predicting older women's knowledge levels on breast cancer*. Paper presented to Internatinal Communication Association 2003 Annual Meeting. San Diego,CA.

② Kim,S. H.(2008). Testing the knowledge gap hypothesis in South Korea: Traditional news media, the internet, and political learning. *International Journal of Public Opinion Research*,20(2),193-210.;Slater,M. D.,Hayes,A. F.,Reineke,J. B.,Long,M. &. Bettinghaus,E. P.(2009). Newspaper coverage of cancer prevention: Multilevel evidence for knowledge-gap effects. *Journal of Communication*,59(3),514-533.

③ Lee,Chul-joo(2009). The role of internet engagement in the health knowledge gap. *Journal of Broadcasting &. Electronic Media*,53(3),365-382.;Viswanath,K. et al.(2006). Cancer knowledge and disparities in the information age. *Journal of Health Communication*,11(supplement),1-17.

是影响知沟变化的重要因素。虽然最初的知沟假说是一个关于大众媒体信息和知识获取之间的关系如何被社会经济地位影响的论断,但许多声称要检测知沟假说的研究最后却转变成为对教育和知识双变量之间的相关分析,完全忽视了大众传播在知沟发展过程中的作用,这种双变量相关分析与知沟假说中描述的研究框架有很大不同,后者需要比较不同媒体报道水平对知识获取的影响。[①] 因此已有相关研究至少在以下两方面存在局限:一方面,仅因为在不同教育程度群体间存在知识增长差异并不能证明这种差异是由媒体使用造成的;另一方面,关于人们实际媒介使用方面的信息较为缺乏,无法在媒体如何提供均等的知识分布方面给出建议。[②] 学者 Kwak(1999)和 Gaziano(1997)也都在他们的文献回顾中承认媒体差异对知沟的影响还未形成一致结论,并有待进一步研究。[③] 同时,大部分关于知沟假说的实证研究都是在美国进行的,而美国的整个媒介环境系统与中国有很大不同,因此有必要在中国的媒介环境下重新考量不同媒体对知沟形成的影响。中国的社会、政治、经济、文化都与之前知沟研究涉及的国家和地区有很大不同,已有研究大多在以美国为代表的相对自由的媒介系统下检测该假说。在中国这样一个政府对媒介议程有着一定合理控制的环境下,大众媒介对不同社会经济地位群体的潜在影响与其他国家和地区应有所不同。另外,在健康传播领域,近几年网上健康信息呈井喷式增长,提升了个体寻求和获取大量网络健康信息的可能性(相较于医护人员、传统媒体、人际传播等渠道)。但这些信息并没有平等地惠及社会各群体,实际上,基于社会经济地位及人种、种族的知识不平等在健康人群及患病人群中都有发现。[④] 这就需要在新媒体时代重新检验不同媒体对知沟大小的影响。同时人际传播作为人们获取健康信息的重要渠道,它对于知沟的影响,特别是与大众媒体相比

　　① Kang, Y. (2005). *Knowledge gap effect in health campaign evaluation.* Paper presented to International Communication Association. New York.

　　② Wirth, W.(1996, May).*Reconsidering situational and transstituational factors: Results from a systematic framework for the research of knowledge gaps.*Paper presented to the Annual Meeting of International Communication Association, Chicago. 转引自: Kwak, N. (1999). Revisiting the knowledge gap hypothesis-education, motivation, and media use. *Communication Research*, 26(4), 385-404.

　　③ Kwak, N.(1999). Revisiting the knowledge gap hypothesis-education, motivation, and media use. *Communication Research*, 26 (4), 385-404.; Gaziano, C. (1997). Forecast 2000: Widening knowledge gaps. *Journalism and Mass Communication*, 74(2), 237-264.

　　④ Shim, M.(2008). Connecting internet use with gaps in cancer knowledge. *Health Communication*, 23(5), 448-461.

其影响力如何？这些问题还未引起足够重视。因此本章将以癌症知沟为切入点对以上研究缺陷加以填补，并对上述未决的问题做出回答。

　　本章第 1 节主要在已有文献基础上比较不同传统媒体使用对癌症知沟的影响，并提出相关研究假设；第 2 节就网络媒体和传统媒体在知沟形成中的作用进行对比，并提出相关研究假设；第 3 节对比人际传播和大众传播信息渠道对知沟的不同影响，并据此提出研究假设；第 4 节将对相关变量的测量方法加以介绍；第 5 节是研究假设验证部分；第 6 节将对研究结果进行总结和讨论；第 7 节是本章内容小结。

3.1　传统媒体使用对知沟大小的影响比较

3.1.1　电视与报纸使用造成的知沟比较

　　因为新闻议题通常转换迅速，知沟很少能在新信息出现前闭合。早在蒂奇诺等人提出知沟假说时就讨论了电视缩小知沟的可能性——电视通常能到达教育程度较低的人群，因此与教育程度相关性低，在某些领域可成为知沟的调节器。[①]Viswanath 和 Finnegan(1996)对知沟的文献综述也指出蒂奇诺等人讨论的媒体使用差异对知沟的影响开启了该研究的第二研究领域。[②]

　　在媒体使用方面，最初的知沟假说研究主要关注的是电视和报纸对知沟形成的不同影响。[③] 有学者认为报纸会扩大知沟[④]；越来越多的学者则认为电视有潜力

　　① Tichenor,P. J.,Donohue,G. A. & Olien,C. N.(1970). Mass media flow and differential growth in knowledge. *Public Opinion Quaterly*,34(2),159-170.

　　② Viswanath,K. & Finnegan,J. R.(1996). The knowledge gap hypothesis:Twenty-five years later. In B. Burleson,*Communication Yearbook* 19. Thousand Oaks,CA:Sage.187-227.

　　③ 韦路、李贞芳(2009).新旧媒体知识沟效果之比较研究.《浙江大学学报(人文社会科学版)》,39(5),56-65.

　　④ 例如:Tichenor,P. J.,Donohue,G. A. & Olien,C. N.(1970). Mass media flow and dif-ferential growth in knowledge. *Public Opinion Quaterly*,34(2),159-170. ;Eveland Jr,W. P. & Scheufele,D. A.(2000). Connecting news media use with gaps in knowledge and particiaption. *Political Communication*,17(3),215-237.

去缩小知识不平等[1]，当然两者之间并无矛盾之处。图 3-1 较为形象地显示了报纸和电视对知识获取的不同影响程度。图中直线斜率越大，代表不同教育程度群体间的知沟越大，斜率越小，代表不同教育程度群体间的知沟越小。从图 3-1 可以看出，教育程度引起的知沟会因电视使用而变小，因报纸使用而变大，也就是说报纸和电视使用对不同教育程度群体间的知沟影响是不同的。关于报纸和电视对知沟影响的主要结论可详见表 3-1。

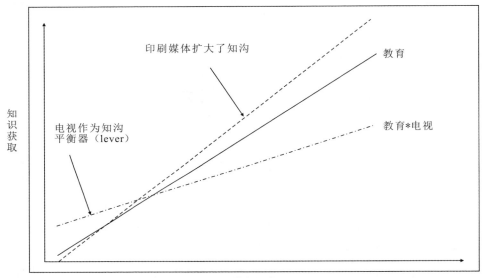

图 3-1　电视和印刷媒体对知沟现象的不同影响[2]

　　从具体研究结论来看，Griffin(1990)证明了由于报纸对高社会经济地位群体的知识获取有正向影响，对低社会经济地位群体无显著影响，从而使得两者间知沟扩大。相反，因为电视接触对高社会经济地位群体有反向影响，对低社会经济地位群体无影响，所以两者间知沟会因此缩小。[3]　在电视对知沟的影响方面，Kwak

　　① 例如：Kwak，N.(1999). Revisiting the knowledge gap hypothesis-education，motivation，and media use. *Communication Research*，*26*(4)，385-404.；Griffin，R. J.(1990). Energy in the 80s-education，communication，and the knowledge gap. *Journalism Quarterly*，*67*(3)，554-566.

　　② Jenssen，A. T.(2012). Widening or closing the knowledge gap. *Nordicom Review*，*33*(1)，19-36.

　　③ Griffin，R. J.(1990). Energy in the 80s-education，communication，and the knowledge gap. *Journalism Quarterly*，*67*(3)，554-566.

(1999)的研究发现 1992 年美国总统选举期间电视新闻观看与不同社会经济地位群体间知沟缩小有显著相关。[1] 同时,新闻媒体也发挥着象征作用,帮助个体塑造关于他们社区的想法。[2] 也有学者检测特殊类型报纸在缩小知沟方面的潜力(例如社区报纸与传统的印刷媒体有着很大不同),引发了利用社区报纸缩小知沟的可能性讨论。社区报纸比许多类型的印刷媒体有着更大的潜力去到达社会经济地位低的群体(如低收入群体、老年人群体和少数种族群体)——这是缩小不同社会经济地位群体间知沟的一个必要条件。另一个条件是在邻里问题上具有较高水平的组织化活动。组织化活动通常刺激社区出版物的报道量增加,从而有利于信息扩散。例如 Gaziano(1984)验证了在一个大城市中不同水平的社区报纸报道程度和群体组织活动下关于四个公共事务话题的知沟大小(这些社区有着大量社会经济地位较低的群体)。结果显示,在关于一个议题的组织化群体活动水平较高的情况下,没有发现社区报纸对该议题的关注水平越高,不同社会经济地位群体之间的知沟越小;当关于一个议题的组织化群体活动水平较低时,也没有发现社区报纸对该议题的报道程度越高,知沟越大。[3]

表 3-1　电视和报纸使用对知沟大小的影响

研　究　者	主　要　结　论
Miyo(1983)	电视依赖者间的知沟显著变小,没有发现报纸依赖者间知沟变小
Gaziano(1984)	报纸读者间比非读者间存在着更大的基于社会经济地位的知沟
Griffin(1990)	报纸加大不同社会经济地位群体间的知沟;电视减小两群体间的知沟
Kleinnijenhuis(1991)	教育程度高的群体能从报纸获取更多知识,电视对知识获取的影响没有在不同教育程度群体间发现显著差异
Neuma,Just & Crigler (1992)	检测媒体使用和认知能力在知识学习中的作用,有高认知能力的人从电视和报纸学到的信息总量是相同的,认知能力低或较为普通的人从报纸学习比从电视学习更难

---

①　Kwak,N.(1999). Revisiting the knowledge gap hypothesis-education, motivation, and media use. *Communication Research*,26(4),385-404.

②　Cho,J. & McLeod,D. M.(2007). Structural antecedents to knowledge and participation: Extending the knowledge gap concept to participation. *Journal of Communication*,57(2),205-228.

③　Gaziano, C. (1984). Neighborhood newspapers, citizen groups and public affairs knowledge gaps. *Journalism Quarterly*,61(3),556-599.

续表

研　究　者	主　要　结　论
Loges & Ball-Rokeach (1993)	富有阶层更有可能用报纸获取社会理解（如社区和世界正发生什么），从而有利于知识获取，因不同社会经济地位群体阅读报纸的原因不同，因此报纸对高社会经济地位的知识贡献大于低社会经济地位群体
Chew & Palmer(1994)	电子媒体特别是电视扮演着不同社会经济群体间知沟调节器作用
McLeod & Perse(1994)	电视新闻使用与知识水平之间存在负相关
Eveland & Scheufele(1998)	观看电视新闻减小了不同教育程度群体间的知沟，阅读报纸没有调节不同教育群体间的知沟
Kwak(1999)	总统竞选期间的电视观看减小了不同教育群体之间的知沟
Liu & Eveland(2005)	部分数据支持以下结论（该文使用不同年份的数据验证假设）：报纸使用与知识水平的关系在教育程度高的人群中要强于教育程度低的人群；电视新闻使用与知识间关系在教育程度低的人群中要强于教育程度高的人群
Ho(2012)	对报纸的关注不会扩大禽流感知沟；对电视新闻的关注和人际讨论会缩小高低社会经济地位群体间的知识差异
Jenssen(2012)	电视不是知沟平衡器，报纸扩大了知沟（但影响较小）
Cacciatore,Scheufele, Corley(2014)	电视媒体使用的增加有助于闭合或显著减小基于教育不平等引起的知识增长差异

　　注：如果在同一篇文献中涉及媒体使用、教育和其他变量（如动机）对知沟的影响研究，本表仅选择其中有关电视、报纸使用部分的研究结论；如果同一文献还涉及其他大众媒体或人际传播，本表也仅选择涉及电视、报纸使用的研究结论。

　　学者们进一步从社会经济地位对人们的媒体接触习惯和不同媒体信息处理能力方面的具体影响给出了以上论断的依据：第一，从认知的角度来看，即使不同社会经济地位群体接触了同样质量和数量的信息，由于报纸的信息通常较为复杂和深入，社会经济地位低的群体往往缺乏处理这类信息的基本认知训练，而社会经济地位高的群体则有整合复杂报纸信息的认知处理能力，从而获取更多知识；但是不同社会经济地位群体从电视获取的信息并没有太大差异。[①] 第二，从电视和报纸的媒体形式来看，电视通过生动的声音和视觉方式给观众呈现了背景信息，可以有效地减小储存和提取这些信息的认知努力，从而使得概念化和抽象化的问题易于理解。教育程度较低的群体可以对电视新闻进行编码、储存和回忆，但他们对报纸

---

　　① Eveland Jr,W. P. & Scheufele,D. A.(2000). Connecting news media use with gaps in knowledge and participation. *Political Communication*,17(3),215-237.

的记忆能力较差[①],从而影响不同社会经济地位群体从电视、报纸使用中获取的知识。第三,从媒介接触偏好来看,印刷媒体是社会精英们常用的一种媒介形式,社会经济地位高的群体趋于使用报纸去获取社会理解,这也会加速他们知识获取的速度。[②] 人们的教育程度通常与其认知能力正相关,电视是低认知训练者(通常为教育程度低者)偏好的媒体,而高认知训练者(通常为教育程度高者)更偏好报纸。[③] 教育程度高的群体比教育程度低的群体更经常阅读报纸,但会花更少的时间看电视。[④] 所以从本质上说,报纸对社会经济地位高的群体知识获取的贡献更大,而电视对社会经济地位低的群体知识获取的贡献更大。

基于以上分析,做出如下假设:

H1a:报纸使用越频繁,癌症知识水平越高。

H1b:电视使用越频繁,癌症知识水平越高。

H2a:报纸使用会扩大由教育差异造成的知沟,具体表现为对于教育程度高的群体,经常使用报纸可以获得更多的知识(相较于教育程度低的群体)。

H2b:电视使用可以缩小由教育差异造成的知沟,具体表现为对于教育程度低的群体,经常使用电视可以获得更多的知识(相较于教育程度高的群体)。

3.1.2 其他传统大众媒体对知沟的影响

报纸和电视使用对知沟大小的影响是知沟领域的关注焦点,除此之外,关于杂志、广播对知沟影响的研究几乎没有,因此本书还试图回答以下问题:

Q1:杂志和广播使用是否能显著影响癌症知识水平?与其他大众媒体相比,其预测能力如何?杂志和广播是否能调节由教育程度差异导致的知沟?

---

① Grabe, M. E., Kamhawi, R. & Yegiyan, N. (2009). Informing citizens: How people with different levels of education process television, newspaper, and web news. *Journal of Broadcasting & Electronic Media*, 53(1), 90-111.

② Loges, W. E. & Ball-Rokeach, S. J. (1993). Dependency relations and newspaper readship. *Journalism Quarterly*, 70(3), 602-614.

③ Neuman, W. R., Just, M. R. & Crigler, A. N. (1992). *Common knowledge: News and the construction of political meaning*. Chicago, IL: University of Chicago Press. 34-36.

④ Lee, D. W. & Zhou, L. N. (2004). *An empirical test of SES and media use-modeling the knowledge gap hypothesis in the TV versus newspaper context*. Paper presented to ICA 2004 Annual Meeting.

3.2 网络媒体和传统媒体使用造成的知沟比较

随着新媒体与信息技术的进一步发展,关于数字化技术带来的信息分配不平等引起了研究者们的关注,这可看作是知沟假说的延伸。[1] 同时知沟假说也可以作为一个重要的理论框架去指导人们关于新媒体信息的学习效果研究,从而反过来刺激知沟研究的议程。

相关研究所采用的理论依据主要是基于学习理论中的用户控制理论和认知负荷理论。用户控制理论认为超媒体(网络媒体就是其中一种典型代表)之所以在学习上比印刷媒体更好的主要原因就在于它通常有着更高程度的用户控制力。学习者/用户控制指的是学习者/用户自己对信息接触节奏和顺序、内容出现的总量和范围的控制程度。一些教育心理学和教育技术学领域的学者指出,当学习过程中可以控制决策时,学习者的表现会有所提升。根据学习者控制理论,在超媒体系统中(包括互联网),相较于其他教育形式(例如印刷媒体)提供了更佳的学习环境。[2]超媒体的弹性和互动特点允许学习者创建与他们的独特认知能力、背景知识、兴趣和学习方式相匹配的最佳学习环境。[3] 除此之外,超媒体系统因为其结构与人类大脑中的联想记忆结构相似,从而更加有助于学习。[4] 在传播学领域,与用户控制相似的概念称为"选择性浏览",已经用于从新闻媒体中进行非正式学习的研究。选择性浏览涉及依赖媒体用户的兴趣、新闻重要性和个体与新闻条目的相关性选择和避免信息。按照这一理论,在高用户控制环境(如网络)中,由于用户能自主选择最佳的学习环境,因此对公共事务知识的学习效果要优于传统媒体。然而研究

---

① 刘海龙(2008).《大众传播理论——范式与流派》.北京:中国人民大学出版社.164.

② 转引自:Yang,J. A.(2008). *The widening information gap between high and low education groups:Knowledge acquisition from online vs print news*. Doctor dissertation of philosophy in the Department of Telecommunications,Indiana University. Indiana.

③ Eveland,W. P.(2002). News information processing as mediator of the relationship between motivations and political knowledge. *Journalism and Mass Communication Quarterly*,79(1),26-40.

④ 转引自:Yang,J. A.(2008). *The widening information gap between high and low education groups:Knowledge acquisition from online vs print news*. Doctor dissertation of philosophy in the Department of Telecommunications,Indiana University. Indiana.

结果发现选择性浏览对用户学习效果的影响很小——至少在从新媒体学习公共事务信息上。[①]

但也有学者指出,超媒体的基本特征也许事实上会因为加重态度的认知负担而破坏学习效果。因为超媒体需要用户在浏览过程中保持相对高水平的注意力。也就是说,超媒体用户花费认知资源去决定追踪哪一个链接、获取具体的信息、判断特定信息(通常是以网页的形式)处于大信息容量中的什么位置。尽管传统线性媒体例如书籍或报纸也需要认知资源,但超媒体使用通常会比印刷媒体强加更重的认知负担。基于认知负荷理论,学习者在超媒体环境下可能会经历相对较高的认知负荷水平,该环境需要与学习过程本身无关的认知资源,从而导致迷失方向和更低水平的学习效果。按照这一理论,从网络媒体上学习公共事务知识的效果要差于低用户控制的传统媒体。[②]

关于以上理论究竟谁占主导作用至今还未获得一致结论,这也许正是关于传统媒体和新媒体对知沟影响的看法存在争议的原因之一。在第 1 章就提到技术乐观主义者认为网络可以降低信息成本,提供海量的信息,因此随着网络的普及,在解决了接入沟问题后就可以缩小不同社会经济地位群体之间的知识差距。例如,Cacciatore 等人(2014)通过检测美国不同教育程度群体中公众知识水平和媒体使用间的关系,发现低教育程度群体中科技网络和电视媒体使用的增加有助于闭合或显著减小基于教育不平等引起的知识增长差异。但是大量实证研究还是表明新传播技术会加剧而不是闭合已经存在的知沟。[③] Nisbet(2004)指出,信息的可获性并不总是意味着导致更多的使用或理解。[④] 从内容上看,虽然网络上呈现的信息更加多元和异质,但网络也是传统媒体重新发布信息的一种重要补充,两者所提供

[①] Eveland, W. P. (2002). News information processing as mediator of the relationship between motivations and political knowledge. *Journalism and Mass Communication Quarterly*, 79 (1), 26-40.

[②] 转引自: Yang, J. A. (2008). *The widening information gap between high and low education groups: Knowledge acquisition from online vs print news*. Doctor dissertation of philosophy in the Department of Telecommunications, Indiana University. Indiana.

[③] 例如: Bonfadelli, H. (2002). The internet and knowledge gaps: A theoretical and empirical investigation. *European Journal of Communication*, 17 (1), 65-84.; van Dijk, J. & Hacker, K. (2003). The digital divide as a complex and dynamic phenomenon. *The Information Society*, 19 (4), 315-326.

[④] Nisbet, M. C., & Scheufele, D. A. (2004). Political talk as a catalyst for online citizenship. *Journalism & Mass Communication Quarterly*, 81 (4), 877-896.

的信息有一定的重合度;从用户角度看,大部分网络政治信息的使用者都是传统新闻媒体的重度用户[1];从不同媒体接触与理解所需要的技能来看,有效的网络信息寻求所需技能包括:有目的的搜索、评价信源可信度、构建理解框架以及一定程度的媒介素养,这些也是报纸阅读的先决条件。[2] 因此预期有着较高教育程度的人会从网上获取更多的知识,并导致更大的知沟就非常合理。[3] 另外,从使用与满足的角度来看,低教育程度的群体使用网络更多的是获取娱乐,高教育程度群体更易因获取信息的目的而上网,从而因网络使用而加大两者间的知识差距。Lee(2009)的研究结果显示,教育程度通过影响网络投入度从而进一步影响知沟的大小,在网络投入度高的群体中,网络使用与健康知识之间的联系更强大。[4] 除美国外,在韩国的研究通过比较不同媒体对不同社会经济阶层间政治知沟的影响,发现结论与美国的大部分研究一致——在政治知识方面,高教育程度者和低教育程度者之间有较大知沟,更为重要的是,知沟在重度报纸读者和政治网站用户之间更大。[5]

基于以上分析,现做出如下假设:

H3:网络使用越频繁,癌症知识水平越高。

H4:不同教育程度群体间的癌症知识差异受上网频度影响,经常上网的人之间癌症知识水平的差异要大于不经常上网的人。

对比网络媒体和传统媒体对基于教育程度的知沟的影响,已有研究显示新媒体比传统印刷媒体使用驱动了更大的信息沟,即正出现的新媒体有可能加剧不同社会结构背景下公民间已经存在的信息沟。同时,新媒体带来的信息容量的爆炸和信源多样性会恶化已经存在的信息不平等,但过去的研究还未充分比较基于教育的信息沟在新旧媒体使用中的大小。[6] 现有研究中,韦路和李贞芳(2009)在比

[1] Althaus, S. L., & Tewksbury, D. (2000). Patterns of internet and traditional news media use in a networked community. *Political Communication*, 17(1), 21-45.

[2] Bonfadelli, H. (2002). The internet and knowledge gaps: A theoretical and empirical investigation. *European Journal of Communication*, 17(1), 65-84.

[3] Kim, S. H. (2008). Testing the knowledge gap hypothesis in South Korea: Traditional news media, the internet, and political learning. *International Journal of Public Opinion Research*, 20(2), 193-210.

[4] Lee, Chul-joo (2009). The role of internet engagement in the health knowledge gap. *Journal of Broadcasting & Electronic Media*, 53(3), 365-382.

[5] 同[4]。

[6] Yang, G. & Grabe, M. E. (2011). Knowledge acquisition gaps: A comparison of print versus online news sources. *New Media & Society*, 13(8), 1211-1227.

较新旧媒体知沟效果的差异时也发现,不同社会经济地位群体之间的使用沟在互联网上比在传统媒体上更为明显,这种使用沟也导致了更为显著的知沟。[①] 具体到癌症知识方面,学者 Shim(2008)将癌症信息搜寻作为网络的使用方式之一探讨其对癌症知识的影响,发现白人和教育程度高的群体更易在网上寻求癌症信息(与其他种族群体和教育程度低者相比),网上癌症信息寻求扩大了教育程度差异所引起的癌症知沟,网络媒体与传统媒体相比在癌症筛查知识差异方面更具有预测性。[②]

基于以上原因,在此提出如下假设:

H5:相较于传统媒体,网络媒体使用会导致更大的基于教育程度的癌症知沟。

3.3　人际传播对知沟的影响

越来越多的证据显示,健康不平等因社区层面的影响而恶化了,例如低收入群体经常出于价格原因避免选择相对健康的食物;建筑环境会限制其运动的能力,从而导致肥胖更易发生等。基于大众媒体的健康传播运动通常难以改变这些阻碍边缘化人群进行健康活动能力的结构性变量,于是这种局限让学者更加强调要关注社区层面的人际干预。因为从社区层面形成的集体背景、知识、态度、价值、信念或行为,会成为社会规范环境,并对塑造行为或产生健康结果做出贡献。在一个社会系统中,个体通过人际传播参与社会网络,从而将这种社会行为规范环境转化成个体知识与行为。[③]

因此有学者认为人际讨论可能会闭合高低社会经济地位群体之间的知沟,人们倾向于告诉他们的朋友、家人和邻居他们所知道的特殊媒介内容以建立社区界限和人际关系联结。人际信源在新闻扩散中扮演重要角色,通常是爆炸性新闻的

---

① 韦路,李贞芳(2009). 新旧媒体知识沟效果之比较研究.《浙江大学学报(人文社会科学版)》,39(5),56-65.

② Shim,M.(2008). Connecting internet use with gaps in cancer knowledge. *Health Communication*,23(5),448-461.

③ Rimal,R. N.,Limaye,R. J.,Roverts,P.,Brown,J. & Mkandawire,G.(2013). The role of interpersonal communication in reducing structural disparities and psychosocial deficiencies: Experience from the malawi bridge project. *Journal of Communication*,63(1),51-71.

重要来源。人际传播中的意见领袖既关注新闻和精英媒体,反过来也将这些信源的信息传递给他们人际网络中的追随者。[①] 具体到健康问题上,最近的研究已证明较高频率的人际讨论与人们的科学、健康知识水平提升是联系在一起的。与朋友、家人、同事讨论各种话题将使个体联系在一起并有更大机会去寻求健康信息,通过社区组织和亲友间关于健康信息的谈话可能会使公众暴露于更多的健康信息。[②] 然而,人际传播对不同社会经济地位群体知识获取的影响并不一样,对于社会经济地位低的个体,谈话成为信息重复和暴露的一个机制,也许会从人际讨论中获得更多的知识;而对于社会经济地位高的个体,因为天花板效应,人际传播仅对其知识水平提升有少许帮助,从而缩小两者间的知识差距。因此本书做出如下假设:

H6:人际讨论越频繁,癌症知识水平越高。

H7:高低教育程度群体间的癌症知识差异受人们的人际讨论频度影响,经常进行人际讨论的群体其癌症知识水平差异要小于不经常进行人际讨论的群体。

3.4 变量测量

控制变量

人口统计学变量能在一定程度上预测媒介使用和健康知识,因此本研究中将收入、年龄、性别、婚姻等变量作为控制变量处理。除此之外,被调查者所属区域(城乡)、自评健康状况也可能对癌症知识有显著预测作用,因此这两个变量也作为控制变量处理。

因变量

健康知识。在"北京、合肥癌症与健康信息调查"问卷中共有 2 个问题是关于癌症知识的。第一个问题让被调查者回答关于一些防癌知识的同意程度,如在多大程度上同意"癌症是由个人的行为或生活方式引起的""癌症在早期发现后是可

---

① 转引自:Ho, S. S. (2012). The knowledge gap hypothesis in Singapore: The roles of socioeconomic status, mass media, and interpersonal discussion on public knowledge of the H1N1 Flu Pandemic. *Mass Communication and Society*, 15(5), 695-717.

② Ho, S. S. (2012). The knowledge gap hypothesis in Singapore: The roles of socioeconomic status, mass media, and interpersonal discussion on public knowledge of the H1N1 Flu Pandemic. *Mass Communication and Society*, 15(5), 695-717.

以治愈的"等问题。第二个问题则让被调查者选择所知道的癌症治疗方案。在第一个问题上,回答正确的记为"1",否则记为"0"。在第二个问题上,被调查者每选择一个正确的治疗方案就记为"1",其余记为"0"。最后将得分相加就是其总的癌症知识得分(范围是 0 到 10 分,$M=3.79$,$SD=1.86$)。

自变量

社会经济地位。以往研究中社会经济地位的测量主要是采用教育、收入和职业指标。其中使用最多的是教育指标,其次为收入指标,但已有结果并未清楚显示采用某一指标更佳。在本书中采用教育指标代表社会经济地位。在问卷中对应的问题是:"您的最高学历是:1 小学及以下,2 初中,3 高中,4 大专,5 大学本科,6 大学本科及以上"。本书遵循已有相似研究,将初中及以下赋值"1",高中赋值"2",大专及以上赋值"3"。

媒体使用。本书的分析遵从 Kwak(1999)、Eveland(2000)和 Ho(2012)等人的研究,将个人的新闻媒体使用作为不同程度的媒体报道量的替代变量,检测不同媒体报道量对教育与知识获取间关系(方向、大小等)的影响。以往知沟研究主要聚焦于电视和报纸对知沟形成的影响,而对杂志、广播的研究较少,在新媒体时代,关于网络的影响也纳入了研究者的视野。因此本书在媒体使用变量上主要采用关于报纸、杂志、广播、电视、网络五种媒体使用频率的数据,在问卷中对应的问题是:"在过去的 12 个月,您是否经常使用以下媒体?"要求被调查者在(1)"从不"到(4)"经常"之间做出选择。该问题下面有 7 个分问题,分别对应报纸、杂志、广播、电视、计算机上网、手机或 iPad 上网、手机报或手机消息定制。本章仅选择前六个问题,并且将计算机上网和手机或 iPad 上网这两个问题合并成一个变量,即互联网使用,其余问题则与报纸、杂志、广播、电视使用相对应。

人际传播。该变量在问卷中对应的问题是"您是否经常和朋友或家人谈论健康问题?",要求被调查者在(1)"从不"到(4)"经常"之间做出选择。所得分值就是被调查者的人际传播频度。

3.5　研究假设的验证

在进行自变量与因变量间的关系分析前,我们先对因变量进行描述统计分析。表 3-2 显示,癌症知识得分的范围为 0 到 10 分,其中得分为 3 分的被调查者所占比例最高,为 24.8%,其次为得 4 分的被调查者,占比 16.9%。得分为 0 分和 10 分的被调查者所占比最小,均为 0.2%。

表 3-2　癌症知识得分的频率分析

		频次	百分比	有效百分比	累积百分比
有效	0.00	5	0.2	0.2	0.2
	1.00	246	9.6	9.6	9.8
	2.00	417	16.2	16.2	26.0
	3.00	636	24.8	24.8	50.8
	4.00	434	16.9	16.9	67.7
	5.00	345	13.4	13.4	81.1
	6.00	234	9.1	9.1	90.3
	7.00	159	6.2	6.2	96.5
	8.00	67	2.6	2.6	99.1
	9.00	19	0.7	0.7	99.8
	10.00	5	0.2	0.2	100.0
	总计	2 567	100.0	100.0	
缺失	系统	1	0.0		
总计		2 568	100.0		

将性别、年龄、婚姻、所属地区(城乡)、收入、自评健康状况作为控制变量,教育程度、报纸接触频率、杂志接触频率、广播接触频率、电视接触频率、网络接触频率和人际讨论频率作为自变量,教育 * 报纸接触频率、教育 * 杂志接触频率、教育 * 广播接触频率、教育 * 电视接触频率、教育 * 网络接触频率、教育 * 人际传播频率作为交互变量对癌症知识做多元阶层回归分析后结果见表 3-3。[①] 该表显示,控制变量可以解释因变量总变差的 2.9%($p < 0.001$),其中对癌症知识水平预测能力最强的变量是自评健康状况($\beta = 0.092$,$p < 0.001$)和所属区域($\beta = 0.072$,$p < 0.01$),而性别、年龄、婚姻状态、收入等变量对被调查者的知识获取均无显著影响。也就是说自评健康状况越好,人们的癌症知识得分也越高,城市人口和农村人口在癌症知识水平上存在显著差异。

---

① 为了解决多重共线性问题,交互变量在进入回归前都被中心化处理。下同。

表 3-3　预测媒体使用对癌症知识影响的多元阶层回归分析

变量	模型 1 β	模型 2 β	模型 3 β
组 1			
男性	−0.042*	−0.020	−0.020
年龄	0.010	0.025	0.031
婚姻	0.002	−0.023	−0.024
城市	0.089***	0.076**	0.072**
收入	0.072**	0.018	0.014
自评健康状况	0.107***	0.093***	0.092***
组 2			
教育		0.078**	0.086**
报纸		0.014	0.007
杂志		−0.010	−0.014
广播		0.051*	0.047*
电视		0.028	0.035
网络		0.021	0.021
人际		0.238***	0.237***
组 3			
教育 * 报纸			−0.029
教育 * 杂志			−0.022
教育 * 广播			0.025
教育 * 电视			−0.050*
教育 * 网络			−0.035
教育 * 人际			0.003
R^2(%)	2.9	10.2	10.5
F	13.53***	22.84***	16.60***

注:① * 表示 $p<0.05$,** 表示 $p<0.01$,*** 表示 $p<0.001$;
②性别、城乡、婚姻作为哑变量处理,女性、农村/郊区和未婚作为参照组。

在控制了人口统计变量和自评健康状况等因素对癌症知识的影响后,自变量可以解释因变量总变差的 7.3%($p<0.001$)。其中对癌症知识水平预测能力最强

的变量是人际讨论($\beta=0.237$, $p<0.001$),其次是教育程度($\beta=0.086$, $p<0.01$)、广播接触频率($\beta=0.047$, $p<0.05$)、电视接触频率($\beta=0.035$, NS[①])和网络接触频率($\beta=0.021$, NS)、杂志接触频率($\beta=-0.014$, NS)和报纸接触频率($\beta=0.007$, NS),电视、网络、杂志和报纸使用频率对癌症知识的影响均不显著,这意味着教育仍然是癌症知识水平的重要决定因素。在媒体使用方面,人们的癌症知识水平显著依赖于人际讨论和广播使用的频度,但与电视、网络、杂志和报纸的使用频率无显著联系。

有关教育程度对癌症知识水平的具体影响分析将在第 5 章(对比教育和动机对知识水平的影响)展开,下面仅探讨不同信息渠道对癌症知识获取的影响。在五种大众传播媒介渠道中,仅有广播的接触频率显著影响着癌症知识水平,也就是说人们的广播接触频率越高,其癌症知识水平越高,而其他大众传播媒介的接触频率并不会造成显著的癌症知识差异。这就否定了假设 H1a(报纸使用越频繁,癌症知识水平越高)、H1b(电视使用越频繁,癌症知识水平越高)和 H3(网络使用越频繁,癌症知识水平越高)。而人际讨论的频度则显著影响了一个人的癌症知识水平,当人们与身边的人讨论健康信息越多[②],其癌症知识水平就越高,假设 H6(人际讨论越频繁,癌症知识水平越高)从而得到了证明。总之,从不同信息渠道使用对癌症知识的预测能力比较来看,预测能力最强的是人际传播,其次为广播、电视、网络、杂志和报纸。当传统媒体与网络媒体进行对比时,部分传统媒体(即广播、电视)对癌症知识的预测力大于网络,而部分传统媒体(即报纸、杂志)对癌症知识的预测力小于网络。当将大众媒体信息渠道与人际传播进行比较时发现,人际传播对癌症知识的预测力远远大于各大众媒体渠道。从广播和杂志对癌症知识的预测能力来看,广播能够显著预测癌症知识水平,其预测力大于电视、网络、报纸和杂志,仅小于人际传播;而杂志对癌症知识的预测能力是所有信息渠道中较弱的。同时需要指出的是,杂志使用对癌症知识回归的系数为负数,意味着杂志使用越多,癌症知识反而下降(在统计学意义上并不显著)。

再来看教育程度与信息渠道之间的交互作用,表 3-3 显示,仅在教育与电视使用频度之间存在显著的交互作用($\beta=-0.050$, $p<0.01$),其余大众媒体渠道和人际传播均没有显著影响教育和知识获取之间的关系。图 3-2 则进一步显示了教育和电视使用频度之间的交互作用方式。对于教育程度较低的群体而言,电视使用

---

① NS 意味着 β 系数在统计学意义上不显著,$p>0.05$,下同。

② 本书测量人际传播频率的问卷问题涉及的主要是健康信息的讨论。

频率越高,其癌症知识水平越高;对于教育程度较高的群体而言,电视使用频率越高,其癌症知识水平反而越低。可见,虽然电视媒体使用对癌症知识获取的主效应并不显著,但对不同教育群体癌症知识水平的影响程度以及影响方向均不同,从而显著调节了教育与知识获取之间的关系。这就部分证明了假设 H2b:电视使用可以减小由教育差异造成的知沟,具体表现为对于教育程度低的群体,经常使用电视可以获得更多的知识(相较于教育程度高的群体)。

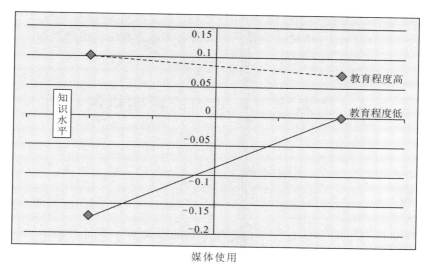

图 3-2　电视使用对教育与知识水平间关系的调节作用

广播使用频率虽然能显著预测癌症知识差异,但并不能改变由教育程度不同而造成的癌症知识水平差异,即随着人们使用广播频度上升,虽然其癌症知识水平也会随之提升,但这种影响对教育程度高和教育程度低的群体而言是基本一样的,因而不能减小由教育造成的癌症知沟。报纸、杂志、电视和网络使用对人们的癌症知识无显著预测作用,与教育之间也没有显著的交互作用,也就是说以上媒体的使用频度并不会显著影响人们的癌症知识获取,也不会影响教育程度造成的癌症知沟。因此假设 H2a(高低教育程度群体间的癌症知识差异受报纸使用频度影响,经常看报纸的人其癌症知识水平差异要大于不经常看报纸的人)和假设 H4(不同教育程度群体间的癌症知识差异受上网频度影响,经常上网的人之间癌症知识水平的差异要大于不经常上网的人)没有得到证明。而人际传播对癌症知识获取的主效应非常显著,但同样也无法调节教育与癌症知识获取之间的关系,也就是说由教育差异造成的癌症知识差异不会因为人们的人际讨论频率上升而显著减小,从而否定了假设 H7:高低教育程度群体间的癌症知识差异受人们的人际讨论频度影响,经常进行人际讨论的群体其癌症知识水平差异要小于不经常进行人际讨论的群体。

最后,从信息渠道和教育对知识水平的交互作用来看,电视使用与教育的交互变量是癌症知识的最强预测因素,其次是网络($\beta = -0.035$,NS)、报纸($\beta = -0.029$,NS)、广播($\beta = 0.025$,NS)、杂志($\beta = -0.022$,NS)和人际传播($\beta = 0.003$,NS)与教育的交互变量,而且以上几组交互变量对癌症知识的影响方向并不相同,有的β系数为正,有的β系数为负。上述结果也显示,网络与教育的交互变量对癌症知识的影响并没有大于所有的传统媒体,因此无法证明假设 H5:相较于传统媒体,网络媒体使用会导致更大的基于教育程度的癌症知沟。

3.6 信息渠道对知沟的影响机制分析

本章选择报纸、杂志、广播、电视、网络和人际传播等信息传播渠道,分析不同信息渠道对癌症知识的预测作用,以及媒体使用与教育程度之间的交互作用对癌症知识水平的影响。

通过教育、媒体使用变量以及各媒体使用变量和教育之间的交互变量对癌症知识的回归分析发现,控制变量中自评健康状况和所属区域能够显著预测癌症知识水平的差异,这可能是因为当人们觉得自己的健康状况较为良好时,有更大的动机去寻求健康信息,因而癌症知识水平得到提升。而城市和农村群体由于所接触的健康信息数量和质量都有很大差异,所接受的医疗服务也不同,因而两者之间的癌症知识差异较大。[①] 而性别、年龄、婚姻状态、收入等控制变量无法显著预测癌症知识差异,这可能是因为许多癌症没有性别差异、患病人群越来越低龄化,因此无论男女老少都很关注自己的健康状况及癌症知识。另外,不管结婚与否、收入多少,人们对健康的追求都是一样的,因此以上变量不能显著预测癌症知识差异。

研究结果还显示,人际传播对癌症知识的预测能力大于各大众传播媒体,这可能是因为健康话题通常是人们茶余饭后经常讨论的一个话题,这种讨论提高了信息流动的速度,从而使得经常与人讨论健康信息的群体比不经常讨论的群体有更高的癌症知识水平。大众传播媒体中仅有广播使用能够显著预测癌症知识水平差异,人们对广播使用频度越高,所获得的癌症知识就越多,这有可能是因为目前广

---

① 关于城市和农村癌症知识的对比在第6章节还会详细展开。

播是传播医疗和健康知识的一个非常重要的渠道,因此对广播媒体的接触也意味着对健康信息有更多的接触。所以我们在进行健康传播运动时也应该重视广播在提高人们相关知识水平当中的作用。电视媒体使用并不能显著预测癌症知识差异,背后的原因可能是电视媒体对癌症知识的充分报道使得媒体使用频度不再是影响癌症知识的主要预测变量。虽然有研究显示患者通常渴望获得更多关于他们的疾病、治疗选择、治疗副作用和健康护理方面的信息(以书面信息的形式),以补充门诊问询时没有获得的信息,因此印刷媒介是健康传播对象偏好的一种媒体[①],但是这种偏好并没有让印刷媒体成为癌症知识水平的显著预测变量,报纸和杂志使用的频率与癌症知识水平之间没有显著相关。原因可能就在于印刷媒体使用对知识获取的影响还受到动机等其他因素的影响,当人们对印刷媒体的内容认知卷入较低时,再多的使用也无法获取较多的相关知识。人们对网络的使用频率也没有显著预测癌症知识水平,这可能是因为网上信息的多样化程度较高,人们可以自主选择上网时要接触的信息类型,从而使得某具体类型的知识没有显著提升,关于这一点在下一章还会进一步研究。

从各种信息渠道与教育的交互变量对癌症知识的影响来看,仅有电视使用和教育之间存在显著的交互作用,也就是说电视使用对知识获取的影响在不同教育群体间是不同的,对于教育程度较低的群体,从电视使用中可以获得相对较多的知识;对于教育程度较高的群体,只能从电视使用中获得相对较少的知识,从而缩小了由教育程度差异造成的知沟。而广播使用频率和人际讨论频率虽然显著影响着人们的癌症知识水平,但因为它们对不同教育程度群体的影响是一样的,所以不会扩大或缩小基于教育程度的知沟。印刷媒体(报纸和杂志)对癌症知识无显著预测作用,也没有显著调节教育与癌症知识之间的关系,这意味着无论人们对印刷媒体的使用频率如何,基于教育的知沟都不会发生改变。而网络也并没有如假设的那样扩大了由教育程度差异造成的知沟,虽然网络媒体信息的搜寻、使用、处理、理解技能与人们的教育程度密切相关,但也许是因为癌症知识对于人们的重要性使得低教育群体愿意付出更大的努力或以更高的动机水平去获取这些信息,从而使得基于教育的知沟不会因为网络媒体使用而发生变化。

总之,以上结论显示除了电视媒体外其他信息渠道使用都对教育程度造成的知沟无显著影响,这似乎暗示了除了媒体使用变量外,其他变量——例如第 5 章将

---

① Tian,Y. & Robinson,J. D.(2008). Media use and health information seeking:An empirical test of complementarity theory. *Health Communication*,23(2),184-190.

会涉及的动机变量对基于教育程度的知识差异也会有显著影响。另外,有观点认为个体在社会结构中的位置塑造了其媒体使用、信息获取以及未来的信息寻求[1],即社会经济地位决定了人们的媒体使用模式和对各种信息的选择性接触,从而进一步影响人们的相关知识获取,媒体使用是社会经济地位和知沟间的一个中介变量。但本章的分析更多的是将媒体使用作为调节变量来处理——不是教育程度决定了媒体使用,媒体使用仅调节了教育和知识获取之间的关系。这是出于实践导向的目的,本章研究的目的是讨论媒体使用何时对基于教育的知沟产生影响,如何影响,而不是探讨媒体使用对知沟的作用机制,从而更好地为各种健康传播运动提供指导。对于健康传播运动的策划者而言,需要意识到健康信息的发布和人们的媒体使用并不意味着相关的知识水平就能显著提升。所以在借助各种大众传播渠道发布健康信息的同时,也要考虑到人际传播对加速信息流动的重要作用以及动机对知识获取的促进,这样才能获得更佳的传播效果。虽然知识在不同社会经济地位群体间的平等分布是不太现实的,但如果可以借助有可能缩小知沟的媒体渠道(例如本章所证明的电视),那么就能通过健康传播运动尽可能地减小健康知识的不平等分布。

3.7　本章小结

笔者首先对传统媒体使用对知沟大小的影响(重点分析了报纸和电视媒体使用)、传统媒体和新媒体对知沟现象影响的比较、人际传播和大众传播渠道对知沟大小的影响进行了研究评述。因为前两部分是目前该领域研究的热点所在,所以做了重点分析,现有知沟研究中关于人际传播的较少,仅做简要介绍。在以上评述和分析的基础上了提出了如下主要研究假设(在此仅概括性描述):各种信息渠道的使用均能带来癌症知识的显著提升,报纸造成的不同教育程度群体间的知沟要大于电视,以网络为代表的新媒体造成的基于教育程度的知沟要大于传统媒体,人际传播能够有助于闭合不同教育程度群体间的知沟。除此之外,因为较少有研究涉及广播和杂志在知沟形成中的作用,因此本章也提出一个研究问题,即广播和杂

---

① Gaziano, C. (1997). Forecast 2000: Widening knowledge gaps. *Journalism and Mass Communication*, 74(2), 237-264.

志是否能显著预测癌症知识水平,与其他媒体相比其预测能力如何?

接下来介绍了各变量的测量方法,在此不再详述。

实证检验的结果表明,仅有人际传播和广播使用能够显著预测癌症知识水平差异,但这两个变量并不能改变由教育程度差异导致的知沟,因为它们与教育的交互作用都不显著——既没有扩大,也没有缩小不同教育程度群体间的知沟。其他信息传播渠道,包括电视、报纸、杂志、网络的使用都不能显著预测癌症知识水平差异,但其中电视使用有助于缩小不同教育程度群体之间的癌症知沟,也就是说教育程度低的群体因电视使用而提升的癌症知识水平要高于教育程度高的群体。

研究结果讨论部分就以上结果进行了总结和原因分析,可能的原因主要在于以下几点:第一,不同媒体所偏好的信息内容不一样——广播作为传播医疗和健康知识的重要信息渠道,其使用频率能够显著提升癌症知识水平;其他大众媒体使用也许较少涉及对健康信息的接触,因此不能显著提升整体的癌症知识水平。第二,信息传播效率的不同。人际讨论有利于信息的扩散,提高了信息传播的效率,从而带来癌症知识的增加。第三,由于媒体特性差异的存在使得其使用频率对不同教育程度群体知识获取的影响不同。所有信息渠道中仅有电视可以缩小由教育不平等带来的知识不平等,可能是对电视信息的处理不需要以较高的教育程度作为基础,同时也由于电视对健康信息的充分报道使得它有利于缩小不同教育程度群体间的癌症知识水平差异。其他媒体要么是偏好的内容不包括健康信息,要么是对教育程度的要求基本相同,所以没有对教育程度引起的癌症知沟大小有显著影响。

另外还需在这里对本书的内容框架做一些补充说明:从本章开始到第 6 章都是对知沟的实证研究,按照实证研究的惯例,在文章最后一部分都会进行研究不足的分析与未来研究的展望等。因为本书采用的都是同一样本数据,几个章节之间内容紧密相连,研究不足与未来研究展望有着许多共通的地方,因此从第 3 章到第 6 章仅对研究结论加以讨论,而关于研究不足与未来研究展望将放到本书最后一章统一进行论述。

同时,本章虽然已经就网络媒体和传统媒体造成的知沟进行了比较,但从文献综述可以看出,关于网络时代的知沟是目前知沟领域的研究热点,因此,下一章笔者将借鉴数字鸿沟的研究框架进一步对网络时代的知沟加以探讨。

第4章 数字鸿沟研究框架下的知沟表现形式

第3章在分析媒体使用与知沟变化之间的关系时已经对互联网使用对知识获取的影响以及传统媒体与互联网使用造成的知沟大小进行了对比,本章将重点采用数字鸿沟的理论研究框架进一步分析互联网时代知沟的作用机制和表现形式。

可以说将数字鸿沟研究和知沟研究相结合是两个研究领域的一种共同需求。从数字鸿沟研究领域来看,已有学者指出其理论研究框架中缺乏关于不同社会经济地位群体间网络使用的不平等所导致的潜在结果研究——而知识差异正是其中之一。[①] 因此相关研究不再局限于简单的接入或使用沟,而是更多地将这种接入沟和使用沟与更广泛的社会不平等相联系。于是,关注网络接入和使用后的深刻社会后果就成为目前相关研究的一种转向。从知沟研究领域来看,当笔者以"knowledge gap"为关键词在 EBSCO 数据库上进行搜索时,共搜集到83篇学术期刊,其中21%涉及互联网时代的知沟研究,这正好印证了之前文献综述所提到的——网络时代的知沟已成为知沟研究领域的热点问题。但如果知沟研究不能吸取其他学科和研究领域的最新成果来丰富和完善自己的理论框架,那么其研究就会沦为在不同地区、不同领域的简单重复验证。现有知沟研究在探讨互联网使用对知识获取的影响时,大部分仍然是在原有研究框架下将传统媒体换成了互联网,这虽然从某种角度来看是有必要的,但也可能会造成知沟研究止步不前。本书第2章已经详细比较过传统媒体和互联网在信息提供、接入、使用、处理和最终导致的知沟方面都存在巨大差异,因此急需借助数字鸿沟的研究视角对知沟研究加以改进。

但目前很少有研究将数字鸿沟与知沟联系在一起。在已有研究中学者 Bonfadelli(2002)指出,网络接入沟、使用沟和能力沟会导致知沟,并对此进行理论解

---

① Selwyn,N.;Gorard,S.(2004).Exploring the role of ICT in facilitating adult informal learning.*Education*,*Communication* & *Information*,4(2/3),293-310.

释,但他没有进行实证研究以支持这一解释。[①] 韦路等人(2006)的研究则证明使用沟比接入沟更能预测政治知识差异,因为使用沟可以更好地解释教育如何通过决定人们的网络内容使用,从而影响知识获取,但仅涉及政治知识领域;作者也进一步呼吁未来研究应该对其他类别知识(如健康和科技知识)做进一步探讨。[②] 同时,尽管其具有理论和实践意义,网上癌症信息在不同社会群体中的使用模式还未被充分研究[③],因此,本章试图借助数字鸿沟的理论框架探索互联网接入沟、使用沟以及投入沟对癌症知识获取的影响,从而将数字鸿沟研究和知沟假说研究融会贯通,以开辟新媒体时代知沟研究的一个新方向。

在接下来的第 1 节中将对数字鸿沟和知沟研究交叉领域中的主要研究成果进行总结,并对两个研究领域的关系进一步加以阐释;第 2 节将在数字鸿沟研究框架下对本章所涉及的相关概念和观点以及研究框架进行综述,并据此提出本章的研究假设;第 3 节将对相关变量的测量加以介绍;第 4 节是对研究假设的结论呈现;第 5 节将对研究结论进一步加以总结,并就可能的原因进行理论探讨,其中既涉及对研究假设为何成立的进一步说明,也涉及研究假设不成立的可能原因的论述;第 6 节小结部分将对整章的内容框架和结论加以总结。

4.1　数字鸿沟与知沟研究

数字鸿沟并不是一个严格意义上的学术概念,但它作为一个比喻,形象地向人们展示了技术富有者和贫乏者之间的不平等。随着新媒体在人们生活中的不断渗透,数字鸿沟进一步引起了政策制定者和社会、政治、传播学者的关注和讨论。在学术研究中的数字鸿沟概念有着宏观和微观之分,本书仅就微观层面对其加以介绍。目前学术界关于数字鸿沟研究中的一个主要障碍就在于接入这个概念的多维性,最常使用的概念即拥有电脑和网络连接就是接入。然而,按照学者 van Dijk 和

---

① Bonfadelli, H.(2002). The internet and knowledge gaps: A theoretical and empirical investigation. *European Journal of Communication*, 17(1), 65-84.

② 韦路,张明新(2006). 第三道数字鸿沟:互联网上的知识沟.《新闻与传播研究》,(4),43-53.

③ Shim, M.(2008). Connecting internet use with gaps in cancer knowledge. *Health Communication*, 23(5), 448-461.

Hacker(2003)的看法,这一定义不够全面,此定义只提及了四类接入概念中的第二类。四类接入障碍及它们所对应的接入类型分别是:第一类,由于缺乏兴趣、电脑焦虑症、对新技术无吸引而缺乏基本的数字体验(心理接入,mental access);第二类,没有电脑和网络连接(物质接入,material access);第三类,由于使用友好性较差、不充足的教育或社会支持导致的数字技能缺乏(技能接入,skill access);第四类,缺乏显著的使用机会(使用接入,usage access)。[1] 显然,公众舆论和政策都关注第二种接入概念。也有学者仅把数字鸿沟划分为接入沟和使用沟。[2] 但两种划分方法并不冲突,因为 van Dijk 所强调的技能对人们的互联网使用也产生重要影响,可以把两个维度合并为使用沟这一个概念。同时,由于接入这个概念维度的多样化,学者们在实际研究过程中为了让研究的问题指向更加明朗化——在一个实证研究中有时不可能同时涉及心理接入、物质接入、技能接入和使用接入这几个概念,就算同时涉及,也为了区分清楚每个维度概念的作用和影响,因此在使用“接入”这一概念时更多指的是物质接入,而其他几个维度的接入概念也会根据研究需要而给予其不同的操作定义,如对应的使用沟和技能沟等。

许多人认为数字技术或基于电脑传播(computer-mediated communication)方面的数字鸿沟问题可以在每个人有能力获得电脑和网络连接时得以解决。而关于其他类别的接入问题,如心理上、使用机会和技能上的障碍却被忽视掉了,认为这是只涉及老人、某些类型的家庭主妇、文盲、失业者的暂时性现象,可在购买电脑和有了网络连接后迅速得到解决。而实际情况是,目前数字技术的接入问题普遍从心理和物质接入转向了技能和使用问题。[3] 当前两个接入方面的问题解决后(整体或部分),后两个接入方面的结构性差异就更为凸显。因此目前数字鸿沟研究的焦点开始从接入沟向使用沟偏移,甚至更进一步地,向使用之后所带来的知沟研究偏移。因为接入沟研究主要强调哪些因素影响了物质接入,而这些因素主要是经济实力、电信设施和政府决策等社会因素。而传播学者更强调在接入之后由于传播技能和内容偏好等原因,在不同群体中所产生的不同传播效果。同时,如果不同社会经济地位群体仅仅是在物质接入、技能、使用上存在差距,并不足以对社会产

---

① van Dijk,J. & Hacker,K.(2003). The digital divide as a complex and dynamic phenomenon. *The Information Society*,19(4),315-326.

② Attewell,P.(2001).The first and second digital divides.*Sociology of Education*,74(3),252-259.

③ 转引自:韦路,张明新(2006). 第三道数字鸿沟:互联网上的知识沟.《新闻与传播研究》,(4),43-53.

生重要的影响,问题的关键在于这些差异所造成的知识差异以及接下来可能的行为差异。正如知沟假说所强调的,知识获取是公民享有各种权力的基本前提,正是从这个意义上说才显得数字鸿沟研究尤为重要。因此,虽然目前关于数字鸿沟的研究仍聚焦于接入沟①和使用沟,但有学者预测,在这一问题得到解决或部分解决后,知沟将会成为下一步关注的重点。②

　　学者韦路和张明新(2006)进一步对知沟研究和数字鸿沟研究之间的关系进行了总结,如图 4-1 所示,知沟被看作是接入沟、使用沟和其他社会不平等之间的一个中间变量,在各种影响知沟形成的因素中,新媒体的接入沟与使用沟是非常重要的一个变量。③ 性别、年龄、地域范围等人口统计变量以及在知沟研究中较为重要的收入、教育等社会经济地位指标和动机指标都同时对数字鸿沟和知沟产生影响。同时,Tichenor,Donohue & Olien 在解释社会经济地位对知沟的影响时提出了五个中介因素(本书第 1 章已有论述)④,其中传播技巧和技能上的差异以及信息的选择性接触、理解与记忆在互联网时代尤为突出,这里的技能差异与四个接入概念中的技能接入有着共通的地方,而信息的选择性接触、理解和记忆与数字鸿沟中的使用沟也密切相关。综上,无论从数字鸿沟研究的前景来看,还是知沟研究的框架来看,都可将数字鸿沟与知沟研究融会贯通,两者同属于信息不平等研究中的一个组成部分。学者韦路等人则进一步将知沟称之为"第三道数字鸿沟"以更加形象地描述两者之间的关系。⑤ 无论是哪一种观点,在此想要说明的是,数字鸿沟和知沟研究在理论上存在着交叉的可能性,而在实践上两者的交叉研究也是顺应现实需要的。

---

① 在下文的分析中,如未做出特殊说明,当提到互联网接入时均指的是物质接入。

② 韦路,张明新(2006).第三道数字鸿沟:互联网上的知识沟.《新闻与传播研究》,(4),43-53.

③ 该图引自:韦路,张明新(2006).第三道数字鸿沟:互联网上的知识沟.《新闻与传播研究》,(4),43-53.

④ Tichenor,P. J.,Donohue,G. A. & Olien,C. N.(1970). Mass media flow and differential growth in knowledge. *Public Opinion Quaterly*,34(2),159-170.

⑤ 学者所提出的"第三道数字鸿沟"并不意味着知沟是数字鸿沟理论的一个子理论。

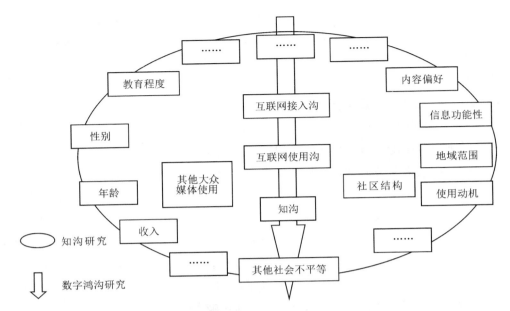

图 4-1 数字鸿沟研究与知沟研究间的关系

4.2 研究框架的选择和假设的提出

在介绍了数字鸿沟和知沟研究领域的相互关系后,接下来将进一步从数字鸿沟研究的框架中提取重要概念,并分析其对互联网时代知沟的影响,以提出本章的研究假设。

本书第 3 章的分析显示,网络使用频率(普遍意义上的使用,非本章所要检测的健康信息使用)不会对癌症知沟产生影响。从数字鸿沟的角度来看,这里仅就数字鸿沟的某种表现形式,即使用频率对知沟的影响进行了分析,而没有更为全面地探讨数字鸿沟对知沟的影响。为了更加深入地了解网络时代知沟的特殊表现形式和作用机制,本章将进一步严格区分互联网接入、互联网具体信息的使用(本书中指的是健康信息使用)和网络使用类型多样性/技能(即互联网投入度)对知沟的不同影响,并对互联网接入、互联网使用和互联网投入度之间的相互关系加以分析,以厘清不同层面数字鸿沟对知沟的影响。下面就分别对以上几个概念加以介绍。

4.2.1　互联网接入对知沟的影响

关于互联网接入的概念是数字鸿沟研究中的一个基本概念,在第 1 节的分析中已经做了详细介绍,在此不再重复。需要说明的是,本研究中的互联网接入仅指物质接入。有研究显示互联网接入对政治知识有显著预测作用[①],因此本书据此提出如下假设:

H1:互联网接入能够显著预测癌症知识差异。

4.2.2　互联网健康信息使用对知沟的影响

对互联网拥有同样的物质接入并不意味着人们对互联网的使用模式就完全相同,因此目前数字鸿沟研究领域的热点正从物质接入沟转向使用沟的研究。从知沟假说常用的研究框架来看,媒体使用也是一个重要的,影响基于教育的知沟形成及其大小的变量,虽然同为"使用",但这里的媒体使用和数字鸿沟中所强调的使用有着很大的区别。纵观知沟研究,大部分涉及媒体使用的研究均采用个体的自评媒体使用频率来进行测量[②],当涉及互联网的使用时也采用同一方法。而数字鸿沟中的互联网使用概念则更加丰富、多样和深入,它不再是简单地指使用频率,而是涉及由用户的社会结构背景、既有知识、网络技能和能力等因素共同决定的对互联网上海量、异质信息的选择性接触。虽然人们对传统媒体的内容也存在选择性接触,但由于传统媒体报道对特定内容的偏好使得人们对其内容的选择限定在一定范围之内,自主选择内容的能动性较小,所以人们对传统媒体内容使用的差异相对较小,这一问题也较少受学界关注。反观互联网的使用,由于其多功能性(multifunctionality),人们对它的使用千差万别。van Dijk(2002)将数字技能分为工具技能、信息技能和策略技能三个等级递进的层次,并提出了使用鸿沟的假设。人们因技能差异对互联网的使用不同,从中获得的效用也不同:一部分人使用基本的数字技术和简单的应用,从互联网使用中获得娱乐的效用;一部分人能系统地将高级

---

① 　韦路,张明新(2006).第三道数字鸿沟:互联网上的知识沟.《新闻与传播研究》,(4),43-53.

② 　有时也采用实验法,具体可以回顾本书第 2 章第 3 节的介绍。

数字技术应用于工作和教育,从而对自身的提升有很大帮助。[①]

因此,本章选取互联网的健康信息使用来探讨互联网使用对癌症知沟的影响,在这里对网上健康信息的使用本身就包括了用户对互联网中各种信息的选择过程,也显示了用户对这类信息的兴趣,所以我们可以预期它对知沟的影响应该与普遍意义上的媒体接触频率有很大不同。而相关研究也显示,互联网政治信息使用能够显著预测政治知沟,并且其预测作用要大于互联网接入。因此,本书做出如下假设:

H2:互联网健康信息使用对癌症知识有显著的预测作用。

H3:互联网的癌症信息使用比互联网接入更能预测基于教育程度的癌症知沟。

4.2.3 互联网投入度对知沟的影响

由于互联网投入度是数字鸿沟领域相对较新的一个概念,在前文的分析中也没有具体涉及对这个概念的介绍,因此下面会重点加以分析。为了检测互联网对基于社会经济地位引起的知沟的影响,本书重新修正了第 1 章提到的关于知沟现象的第一种解释,即不同社会经济地位群体间传播技能和信息处理能力的差异是社会经济地位对知识获取影响中的一个中介因素。这里的技能差异与学者 van Dijk 所提到的技能接入有着类似的涵义。目前有很多研究用不同方式延伸关于这一问题的讨论:一方面,可以细化用户有效使用网络的技能[②],检测其技能在网络使用中的作用[③],探索影响这些技能的因素和可能导致的结果[④]。另一方面,也可以聚焦于这些网络技能投入使用的这个更大的社会环境系统,从而详细区分影响网络技能的结构、社会环境和心理方面的关

---

① van Dijk,J.(2002).A framework for digitial divide research. *Electronic Journal of Communication*,12,1-2. 检索于:http://shadow.cios.org:7979/journals/EJC/012/1/01211.html.转引自:韦路,张明新(2006).第三道数字鸿沟:互联网上的知识沟.《新闻与传播研究》,(4),43-53.

② van Dijk,J. & Hacker,K.(2003).The digital divide as a complex and dynamic phenomenon.*The information Society*,19,315-326.

③ Eveland,W. P.,Marton,K., & Seo,M.(2004). Moving beyond "just the facts". *Communication Research*,31(1),82-108.

④ Hargittai,E.(2004). Informed web surfing:The social context of user sophistication. In P.N. Howard & S. Jones(Eds.),*Society online:The Internet in context*. Thousand Oaks,CA: Sage.66-70. 转引自:Lee,Chul-joo(2009). The role of internet engagement in the health knowledge gap. *Journal of Broadcasting & Electronic Media*,53(3),365-382.

系延伸到一个更广阔的社会结构环境下,使得人们与媒体之间不同的关系成为可能。本书采用后一种方式,即提供一种更加广阔的个体与技术之间的关系,假设互联网使用技能或网络技能是网络投入度的次级维度(sub-dimension)或结果。因此,本章目的不是测试个体的网络相关技能,而是把投入度看作是影响互联网健康信息使用和健康知识之间的一个调节变量。基本逻辑是教育影响了网络投入度,网络投入度又反过来影响网络使用所产生的知沟。

　　这里所采用的新变量——网络投入度,是取自网络连接[1]、数字不平等[2]以及数字鸿沟/ICT(information communication technology)接入层级模式[3]的一个重要假设,并做了细微修改。对网络投入度概念的理解可以从以下几方面展开:第一,网络投入度不光是对网络的物理接入和花在网络上的时间,虽然以上因素也是数字鸿沟的有效预测因素,但这并不是个体网络投入度的核心概念[4];第二,如果人们的媒体使用是基于个体、社会和媒介系统之间的三角关系当中[5],那么网络投入度应该涉及个体使用互联网的年限、地点数量和家庭使用网络类型;第三,网络投入度还应该关注与网络使用相关的心理因素,例如个体使用互联网时的心理舒适程度。本书仅检测第一层面的网络投入度概念,即人们使用网络所从事的活动类型(以健康信息领域为例),原因如下:首先是二手数据的限制。本书所采用的数据不涉及上网时长、地点、年限、连接类型、心理相关因素的测量,而仅有关于健康信息相关网络活动的数据。其次,本书主要试图采用网络投入度来指代个体的网

---

①　Loges, W. E., & Jung, J. Y. (2001). Exploring the digital divide: Internet connectedness and age. *Communication Research*, 28(4), 536-562.

②　DiMaggio, P., Hargittai, E., Celeste, C., & Shafer, S. (2004). From unequal access to differentiated use: A literature review and agenda for research on digital inequality. In K. Neckerman(Ed.), *Social inequality*. New York: Russell Sage Foundation. 355-400. 转引自:Lee, Chul-joo(2009). The role of internet engagement in the health knowledge gap. *Journal of Broadcasting & Electronic Media*, 53(3), 365-382.

③　Selwyn, N. (2004a). Reconsidering political and popular understanding of the digital divide. *New Media and Society*, 6, 341-362.

④　van Dijk, J. (2005). *The network society: Social aspects of the new media*. Thousand Oaks, CA: Sage. 转引自:Lee, Chul-joo(2009). The role of internet engagement in the health knowledge gap. *Journal of Broadcasting & Electronic Media*, 53(3), 365-382.

⑤　Ball-Rokeach, S. J., & Jung, J. Y. (2003, December). *Media system dependency to communication infrastructure: A review of the evolution of MSD theory and a proposal of a new concept*. Paper presented at the International Conference on Mass Media in the Era of Globalization, Marketing, and Hi-Technology, Beijing, China.

络技能,而这种技能更多地与人们使用网络的方式有关,而与上网时长、地点等因素的相关性不是很强。同时还需要作出说明的是,虽然人们对网络健康信息的使用方式(即互联网投入度)也涉及网上健康信息的使用这一概念,但与前文提到的互联网健康信息使用的概念有很大不同。后者指的是人们对某类信息的选择性接触,前者更多地是指由技能所决定的对这类信息的使用方式。以本书分析的健康信息使用方式为例,它涉及从健康信息搜寻、社交媒体运用到网上购物和享受网上医疗服务等不同类型的网络活动,这些活动更多地是由个体的网络技能所决定的,而不是出于兴趣或需要而进行的选择。因此两者之间虽然不能说是毫无联系,但更多地是有着本质的区别。

采用网络投入度这一概念,本书首先要检测教育与网络投入度这一概念间的关系。已有数字鸿沟的研究显示,教育和个人对 ICT 的投入度之间的关系是非常强大的。[①] 例如,有研究显示,教育是人们采用新的 ICTs 以及接下来是否使用它们、如何使用它们(即使用模式)的一个重要因素。[②] 基于以上分析,本书提出如下假设:

H4:教育程度与网络投入度有着正相关。

当然本书更重要的目的是要检测互联网投入度对基于教育的知沟的影响程度,以及个体对互联网健康信息的使用对癌症知识的影响是否受到网络投入度的影响。许多关于互联网信息的学习研究发现只有经常使用网络、有着网络专业知识、从网络使用中得到更多相互联系的知识的群体才能够从互联网使用中学到各种知识[③],相反没有网络专业知识的人不能享受这一好处。相似地,另一些学者聚焦于网络素养或互联网搜寻技能,并发现以上因素决定着人们从网络资源中学习到多少知识以及网络行为模式的养成。[④] 尽管这些研究没有考虑到个体与互联网

① van Dijk,J.(2005). *The network society:Social aspects of the new media*. Thousand Oaks,CA:Sage. 转引自:Lee,Chul-joo(2009). The role of internet engagement in the health knowledge gap. *Journal of Broadcasting & Electronic Media*,53(3),365-382.

② Selwyn,N.;Gorard,S.(2004b).Exploring the role of ICT in facilitating adult informal learning.*Education,Communication & Information*,4(2/3),293-310.

③ Eveland,W. P.,Marton,K., & Seo,M.(2004). Moving beyond "just the facts". *Communication Research*,31(1),82-108.

④ Hargittai,E.(2004). Informed web surfing:The social context of user sophistication. In P.N. Howard & S. Jones(Eds.),*Society online:The Internet in context*. Thousand Oaks,CA:Sage.66-70. 转引自:Lee,Chul-joo(2009). The role of internet engagement in the health knowledge gap. *Journal of Broadcasting & Electronic Media*,53(3),365-382.

之间的复杂关系,但仍强调这样一种预期:网络使用的效果在有着较高网络投入度的群体中会更大,因为网络投入度的很多方面都与人们的网络搜寻技能相关。

综上,本书提出如下假设:

H5:互联网投入度能够显著预测癌症知识差异。

H6:互联网投入度比互联网使用更能预测基于教育程度的癌症知识差异。

H7:在互联网的健康信息使用与互联网投入度之间存在着交互作用,表现为在互联网投入度高的群体中,网络使用与癌症知识之间存在着更强的关系。

需要说明的是,由于网络健康信息的使用和互联网投入度这两个概念本身已经包含着个体对健康信息使用的兴趣、努力程度和动机,本章将不再涉及动机变量对知沟的影响。除此之外,为了弄清楚教育程度对知沟的影响机制,本章还试图回答如下问题:

Q1:教育是否通过影响互联网接入、互联网健康信息使用和互联网投入度进而影响癌症知识的获取?

要回答以上问题首先需要分析教育是否影响互联网接入、互联网健康信息使用和互联网投入度,然后再分析以上三个变量是否对知识获取有显著影响。

4.3　变量测量

因变量

癌症知识。具体测量方法参见第 3 章。

控制变量

人口统计变量。具体测量方法参见第 3 章。

传统媒体健康信息使用。在问卷中对应的问题是"在过去 12 个月内,您是否经常通过媒介接触健康或医疗信息?",下面涉及对健康类杂志/报纸、综合性报纸、综合性杂志、广播、地方电视台、央视和卫视等传统媒体使用的回答。被调查者需要在(1)"从不";(2)"很少";(3)"有时";(4)"经常"中做出选择。在本章研究中将答案为"1"的重新编码为"0",其他答案编码为"1",然后将以上关于具体传统媒体健康信息使用的问题合成为传统媒体健康信息使用这一个变量。

自变量

互联网接入。该变量在问卷中对应的问题是"在过去 12 个月内,您是否上网?",被调查者需要回答(1)"是"或者(2)"否"。重新将回答为"否"的编码为"0"。

互联网使用。在问卷中对应的问题是"在过去 12 个月内,您是否经常通过媒介接触健康或医疗信息?",下面涉及对计算机上网、手机或 iPad 上网两种类型互联网健康信息使用的问题。同样地,也是将答案为"1"的重新编码为"0",其他答案编码为"1",然后合成为互联网使用这一变量。

互联网投入度。在问卷中对应的问题是"在过去 12 个月内,您上网时有过以下哪些行为?",下面涉及信息搜寻,如"寻找医院或医生的信息""寻找减肥、健身、体育锻炼信息""寻找有关戒烟的信息";社交运用,如"阅读或分享社交网站上(微博、人人)的健康医疗话题""写关于健康的网络日记或博客/微博""参与某种疾病的网络社区/论坛讨论";网络购物,如"网上购买维生素或保健品";网络医疗服务,如"网上预约挂号"等各种网络健康信息运用的问题,从侧面反映出了人们的各种网络技能。以上问题被调查者需要回答"是"或"否",回答"是"的记 1 分,"否"的记 0 分,得分相加就是互联网投入度这一变量的测量结果。

4.4　研究假设的验证

4.4.1 影响数字鸿沟的因素分析与比较

首先来看影响传统媒体健康信息使用、互联网接入、互联网健康信息使用、互联网投入度等变量的因素以及以上几个变量之间的关系。在此,因为上述变量之间可能会存在相关,特在回归分析时将以上变量分步放入回归模型中,以解决多重共线性问题并控制其他变量的影响。在这里之所以对传统媒体的健康信息使用也进行分析是因为本书第 3 章的分析没有涉及传统媒体对健康信息使用的问题,因此在这里做一个补充。同时也可以与互联网健康信息使用的影响因素之间做一个比较。只涉及互联网接入而不涉及传统媒体接入问题是因为人们对网络的物质接入受很多因素限制,例如收入、教育、种族、年龄、地理位置等,但对传统媒体的接入率一般都很高。

笔者将性别、年龄等人口统计变量对传统媒体使用的回归分析,人口统计变量和传统媒体使用对互联网接入的回归分析,以及人口统计变量、传统媒体使用和互联网接入对互联网健康信息使用和互联网投入度的多元阶层回归分析结果整理于

表 4-1。从该表可以看出,人口统计变量解释了传统媒体使用总变差的 7％,其中,结婚与否($\beta=0.319,p<0.001$)、被调查者是城市还是农村人口($\beta=-0.195,p<0.05$)、教育程度($\beta=0.407,p<0.001$)和个人月均收入($\beta=0.104,p<0.001$)均显著预测了人们对传统媒体的健康信息使用。城市变量的 β 系数为负,意味着城市人口对传统媒体的健康信息使用要少于农村人口,即传统媒体的健康信息更受农村人口偏好。除此之外,已婚人士也比未婚人士更偏好使用传统媒体上的健康信息。教育程度和个人月均收入越高,人们越倾向于使用传统媒体上的健康信息。以上变量中,教育程度仍然是传统媒体健康信息使用的最强预测变量,其次是婚姻、城市和收入。而男女之间和不同年龄群体间在传统媒体的健康信息使用上不存在显著差异。

表 4-1　预测传统媒体使用、互联网接入和互联网使用、互联网投入度的多元阶层回归分析结果

	传统媒体健康信息使用 β	互联网接入 β	互联网健康信息使用 β	互联网投入度 β
人口统计变量				
男性	0.102	-0.127	0.014	-0.042
年龄	-0.001	-0.74^{***}	-0.014^{***}	-0.135^{***}
婚姻	0.319^{***}	0.144	0.029	0.055^{***}
城市	-0.195^{*}	0.693^{***}	0.080^{**}	-0.012
教育程度	0.407^{***}	0.728^{***}	0.108^{***}	0.124^{***}
收入	0.104^{***}	0.130^{***}	0.002	0.002
调整后的 R^2(％)		29.0^{***}	34.3^{***}	16.6^{***}
传统媒体使用		0.310^{***}	0.080^{***}	0.004
调整后增加的 R^2(％)		2.7^{***}	6.0^{***}	0.7^{***}
互联网接入			1.11^{***}	0.160^{***}
调整后增加的 R^2(％)			22.2^{***}	5.6^{***}
互联网使用				0.222^{***}
调整后增加的 R^2(％)	7.0^{***}	31.7^{***}	62.5^{***}	1.8^{***}
调整后的 R^2 总和(％)				24.7^{***}

注:* 表示 $p<0.05$,** 表示 $p<0.01$,*** 表示 $p<0.001$,表中 β 系数为非标准化系数。

传统媒体使用和互联网使用均指的是健康信息使用。

性别、城乡、婚姻作为哑变量处理,女性、农村/郊区和未婚作为参照组。

再来看网络接入的预测因素,表 4-1 显示,人口统计变量能够预测网络接入总变差的 29%,其中预测能力最强的仍然是教育($\beta=0.728, p<0.001$),其次是城市($\beta=0.693, p<0.001$),收入($\beta=0.130, p<0.001$)和年龄($\beta=-0.074, p<0.001$)。可见以教育程度、收入为代表的社会经济地位仍然是互联网接入沟的显著预测变量,不同社会经济地位群体间存在显著的网络接入差异。在城市和农村人口间也存在显著的互联网接入沟,城市人口的互联网接入率要高于农村人口。年龄对互联网接入影响的 β 系数为负,意味着年龄越大,互联网接入率越低,也就是说互联网接入有着低龄化趋势。除此之外,传统媒体使用也对互联网接入有着显著预测作用,传统媒体使用解释了互联网接入度总变差的 2.7%,人们对传统媒体的使用越多,对互联网的接入度也越高,表现出媒体使用极化现象。

在影响互联网健康信息使用的变量中,人口统计变量能够解释互联网健康信息使用总变差的 34.3%,其中教育程度是最为显著的预测变量($\beta=0.108, p<0.001$),其次为城市($\beta=0.080, p<0.01$)和年龄($\beta=-0.014\ p<0.001$),性别、婚姻、收入均不能显著预测互联网的健康信息使用。社会经济地位中,教育程度显著预测了互联网的健康信息使用,而收入的影响却不显著,这意味着基于互联网的健康信息使用需要具备一定的教育基础,而不管收入高低,人们都对健康信息有着同样的使用需求。城市人口和农村人口在网上健康信息使用方面同样存在着差别,城市人口对健康信息的使用要高于农村人口。年龄对网上健康信息使用的影响系数为负,意味着年龄越小,人们对网上健康信息的使用越频繁。除此之外,传统媒体的健康信息使用也显著影响了互联网健康信息的使用($\beta=0.080, p<0.001$),在控制了人口统计变量的影响后,可以解释互联网健康信息使用总变差的 6%,可见倾向于在传统媒体渠道上使用健康信息的群体也有更大的可能性在网络上使用健康信息。而互联网接入对互联网健康信息使用的解释力度很大,β 系数高达 1.11($p<0.001$),也就是说在实现了对互联网的接入之后,健康信息的寻求对人们来说是一个重要的网络应用。

从影响互联网投入度的各因素情况来看,人口统计变量解释了互联网投入度总变差的 16.6%,其中性别($\beta=-0.042, p<0.05$)、年龄($\beta=-0.135, p<0.001$)、婚姻($\beta=0.055, p<0.01$)、教育程度($\beta=0.124, p<0.001$)都是网络投入度的显著影响变量,而收入和城市对网络投入度无显著影响。以上数据进一步显示,年龄是网络投入度最为显著的预测变量,年龄越小,对网络的投入度越大。其次,教育程度也是网络投入的重要预测变量,教育程度越高,互联网投入度则越高。从而证明了假设 H4,即教育程度与网络投入度有着正相关。已婚人士对网络的投

入度比未婚人士更高,女性对网络的投入度要大于男性。对传统的健康信息使用并不能显著预测互联网的投入程度,在控制了人口统计变量之后仅能解释因变量总变差的 0.7%。互联网接入也能够显著预测互联网投入度($\beta = 0.160, p < 0.001$),它能解释互联网投入总变差的 5.6%。也就是说在互联网接入之后,人们会积极从事各种与健康信息相关的网络活动。从互联网使用对互联网投入的影响来看,它可以显著预测互联网投入度($\beta = 0.222, p < 0.001$),并解释互联网投入总变差的 1.8%。

综上,人口统计变量中教育程度和年龄是传统媒体健康信息使用、互联网接入和互联网健康信息使用和互联网健康信息投入度的显著预测变量,除此之外,城市也是前三个因变量的显著预测因素。其他变量中除收入对互联网接入有一定的显著影响,性别对互联网健康信息投入度也有影响外,其他因素均不影响上述四个因变量。另外,因为本部分的分析主要是为了对传统媒体健康信息使用、互联网接入和互联网健康信息使用的影响因素做一个简要分析和对比,所以其他影响健康信息使用的因素,例如自评健康状况、动机等因素没有加以考虑。

4.4.2　假设验证

将性别、年龄、婚姻、所属地区(城乡)、收入、教育程度、自评健康状况、传统媒体健康信息使用作为控制变量,互联网接入、互联网健康信息使用和互联网投入度作为自变量,教育 * 互联网接入、教育 * 互联网健康信息使用、教育 * 互联网投入度作为交互变量对癌症知识做多元阶层回归分析后结果见表 4-2。该表显示,控制变量可以解释癌症知识总变差的 3.9%。其中对癌症知识影响最大的是教育程度($\beta = 0.135, p < 0.001$),其次为自评健康状况($\beta = 0.114, p < 0.001$)、年龄($\beta = 0.081, p < 0.001$)和城市($\beta = 0.053, p < 0.05$),其余变量没有显著影响癌症知识水平。值得一提的是,传统媒体的健康信息使用并没有显著影响人们的癌症知识水平,无论人们是否借助传统媒体获取健康信息,其癌症知识水平都不存在差异。其余结果与前文的分析结果大体一致,在此不再详述。

表 4-2　预测互联网接入、互联网使用和互联网投入度癌症知识影响的多元阶层回归分析

变量	模型 1 β	模型 2 β	模型 3 β
组 1			
男性	-0.042^*	-0.034	-0.035
年龄	0.051^*	0.080^{***}	0.081^{***}
婚姻	0.013	0.002	-0.003
城市	0.045	0.047	0.053^*
收入	0.025	0.024	0.019
教育程度	0.130^{***}	0.105^{***}	0.135^{***}
自评健康状况	0.110^{***}	0.113^{***}	0.114^{***}
传统媒体使用	0.024	0.022	0.006
组 2			
互联网接入		-0.011	-0.065^*
互联网使用		-0.049	-0.038
互联网投入		0.186^{***}	0.228^{***}
组 3			
教育 * 互联网接入			-0.074^*
教育 * 互联网使用			-0.015
教育 * 互联网投入			-0.045
教育 * 互联网使用 * 互联网投入			-0.043
R^2(%)	3.9	6.4	7.4
F	13.79^{***}	16.72^{***}	14.5^{***}

注：* 表示 $p<0.05$，** 表示 $p<0.01$，*** 表示 $p<0.001$，表中 β 系数为标准化系数。

传统媒体使用和互联网使用均指的是健康信息使用。

性别、城乡、婚姻作为哑变量处理，女性、农村/郊区和未婚作为参照组。

在控制了人口统计变量和自评健康状况、传统媒体健康信息使用等因素对癌症知识的影响后，自变量可以解释因变量总变差的 2.5%（$p<0.001$）。其中对癌症知识水平预测能力最强的变量是互联网投入度（$\beta=0.228$，$p<0.001$），其次是互联网接入（$\beta=-0.065$，$p<0.05$）和互联网使用（$\beta=-0.038$，NS①）。可见，人们的网络投入度越高，其癌症知识水平也越高（因为两者间的 β 系数为正），网络投入度与癌症知识水平之间存在正相关，从而证明了假设 H5。互联网接入也能够显著预测癌症知识水平，但是与预测相反的是，实现互联网接入的人群其癌症知识水平反而低于没有互联

———————————————

① 意味着 $p>0.05$，从统计学意义上看影响不显著。下同。

网接入的人群,也就是说互联网接入与癌症知识水平之间有着负相关(两者间的 β 系数为负),从而否定了假设 H1:互联网接入与癌症知识水平之间有正相关。互联网健康信息使用并没有显著影响人们的癌症知识水平,也就是说使用互联网接触健康信息和不使用互联网接触健康信息的群体之间不存在显著的癌症知识水平差异,从而否定了假设 H2:互联网健康信息使用与癌症知识水平之间有正相关。同时,以上数据进一步显示,互联网接入对癌症知识水平的预测能力要大于互联网健康信息使用。

再来看交互变量对癌症知识水平的影响,表 4-2 显示,各交互变量仅能解释癌症知识总变差的 1%($p<0.001$),这主要是因为仅有教育和互联网接入对癌症知识水平存在显著的交互作用($\beta=-0.074$,$p<0.05$),而教育与互联网健康信息使用($\beta=-0.015$,NS)、教育与互联网投入度($\beta=-0.045$,NS)之间均不存在显著的交互作用。以上数据也显示,从对基于教育程度的癌症知沟的影响程度来看,互联网接入的影响力要大于互联网健康信息使用和互联网投入度,而互联网投入度的影响要大于互联网健康信息的使用。从而否定了假设 H3:互联网的癌症信息使用比互联网接入更能预测基于教育程度的癌症知沟,以及假设 H6:互联网投入度比互联网使用和互联网接入更能预测基于教育程度的癌症知识差异。由于在教育、互联网健康信息使用和互联网投入度之间不存在显著的交互作用($\beta=-0.043$,NS),因此假设 H7 没有得到证明,也就是说在互联网健康信息使用和互联网投入度之间不存在交互作用,互联网投入度高低对互联网使用与癌症知识之间的关系没有影响,不同社会经济地位群体间并不会因为互联网投入度高低而从互联网健康信息使用中获得不同水平的癌症知识。进一步结合各自变量对癌症知识获取的主效应分析以上结论可以发现,虽然网络投入度对癌症知识水平的影响非常显著,但由于它对不同教育程度群体的影响是一样的,即不同教育程度群体因为网络投入而获取的知识水平提升量不存在差异,因此网络投入度不会调节因教育程度差异而导致的癌症知沟。而网络接入度对癌症水平也有着显著影响,但它对不同教育程度的影响是不同的,网络接入与教育之间的交互变量对癌症知识回归的 β 系数为负,说明教育程度低的群体能从网络接入中获取更多的癌症知识,从而缩小不同教育程度群体间的癌症知识差异。而互联网的健康信息使用既不能显著影响癌症知识水平,也对教育与癌症知识水平之间的关系无显著影响。[①]

在对研究假设进行验证之后,下面接着来回答本章提出的研究问题,即教育是否通过影响互联网接入、互联网健康信息使用和互联网投入度进而影响癌症知识

---

① 从统计意义上说,在一个变量对因变量主效应不显著的情况下,它仍然有可能作为调节变量影响其他自变量和因变量之间的关系。只是在本书中没有发现这一情况。

的获取？上述研究结果显示,教育程度显著影响了互联网接入、互联网健康信息使用和互联网投入度,但仅有互联网接入互联网投入度显著预测了癌症知识水平,互联网健康信息使用对癌症知识水平的影响不显著,因此教育程度通过影响互联网接入和互联网投入度影响着人们的癌症知识水平,但互联网健康信息使用不是教育和癌症知识水平之间的中介变量。

4.5　数字鸿沟对知沟的作用机制分析

　　如果说第 3 章涉及互联网的研究是从知沟研究框架下探讨了互联网使用频度对不同社会经济地位群体间知识获取的影响,那么本章则主要借鉴数字鸿沟的研究框架和理论成果将信息渠道差异这个影响知沟形成及其大小变化的重要因素放到了一个更为宽泛的语境中去分析。具体地说,笔者将互联网的使用频率延伸到互联网接入、互联网健康信息使用、互联网投入度这几个维度上,并探讨以上几个概念之间的相互关系及其在知沟形成过程中的各自作用和交互作用,以了解关于新媒体时代背景下知沟现象的最新表现形式和变化趋势,从而进一步厘清数字鸿沟对知沟的影响机制,为数字鸿沟和知沟研究之间的融合跨出尝试性的一步。

　　研究结果显示,互联网接入和互联网投入度都能够显著预测癌症知识,但互联网接入与癌症知识水平之间存在负相关,这意味着互联网接入并不能导致癌症知识的提升。同时互联网的健康信息使用并不能显著预测癌症知识,这与我们的预期有很大出入。原因可能在于人们在互联网接入之后所选择的健康信息更多地是普遍意义上的健康或医疗信息,而不是具体的癌症信息,或者是因为网上健康信息鱼目混杂,混淆了人们的正确癌症知识,从而导致对互联网的接入和健康信息使用都不能够提升人们的癌症知识水平。另一方面也可能是因为本研究中对互联网使用的测量仅涉及健康信息使用,而没有涉及使用时长、频率、目标等,也许后者对知识获取的影响会更大。另外也有研究表明,部分人在主动寻求健康信息时,会回避那些让自己感到心理不适的负面信息。而癌症信息,以及基因检测患癌风险方面的知识表现得尤为突出。[1] 这也许也是互联网健康信息使用对癌症知识水平缺乏

---

　　① 卢路(2010).《"知识沟假设"在我国城乡癌症传播中的实证研究》.第五届中国健康传播大会.北京.

影响力的一个重要原因。而互联网投入度,即人们所从事的健康信息相关活动的多样化程度则能够提高人们的癌症知识水平,这可能是因为癌症知识是相对专业的一类知识,需要具备一定的网络技能才能够获取。另一方面也可能是因为教育度程度与互联网投入度高度相关,从而间接影响了人们的癌症知识水平获取——教育程度高的群体往往所具备的网络技能也较高,能够在网上从事更加多样化的活动,以帮助这一群体获得更多相关知识。

除此之外,仅在教育和互联网接入之间存在交互作用,互联网接入虽然不能带来癌症知识的提升,但由于它对不同教育程度群体的影响不同,即对教育程度高的群体由互联网接入所提升的知识要显著少于教育程度低的群体,从而缩小了两者之间的癌症知沟。结合影响互联网接入、互联网健康信息使用和互联网投入度的因素分析以及三个变量之间的关系可以发现,教育程度影响了互联网接入、互联网健康使用和互联网投入度,其中对互联网接入的影响程度最大。这也许正是互联网接入能够显著预测癌症知识水平,并对教育程度和癌症知识水平之间的关系发挥调节作用的重要原因,在此也可以看作是教育通过影响网络接入从而进一步决定了癌症知识水平差异。互联网健康信息使用和互联网投入度均对基于教育程度的知沟没有显著影响。这可能是因为高教育程度群体由于享有更佳的医疗保障服务,从其他渠道(包括医疗服务机构)已经获得了相对饱和的癌症知识,因此可以从互联网接入中获取的癌症知识相对较少。而互联网健康信息使用和投入度对教育程度要求较高,低教育程度群体从中能获取的癌症知识较少,从而无法调节不同群体间的癌症知识差异。

笔者在此将以上研究结果总结为图 4-2。该图较为直观地展示本章的主要研究结论,从数字鸿沟的研究视角来看,教育和收入等社会经济地位指标对癌症知识的影响是通过互联网接入、互联网投入度等中介变量来实现的,这为我们理解知沟的形成原因和作用机制提供了新的角度。另一方面,长久以来,人们将互联网接入后的效果看作是理所当然的,认为只要实现了互联网接入,那么公众似乎就能使用各种互联网信息,自然而然地从事各种互联网活动,并获取相关知识。本研究结果为这种技术乐观主义的观点提供了相反的证据:互联网接入并不能带来癌症知识水平的正面提升,而相较之下,互联网投入更能带来癌症知识水平的上升,从而使得我们开始重新审视新技术对不同教育程度群体知识获取的影响。总之,数字鸿沟的研究历史虽然较为短暂,但为知沟未来的研究发展提供了无限潜能,而将知沟看做是数字鸿沟的一个结果,则为数字鸿沟产生的社会影响(特别是知识获取方面的影响)提供了佐证。

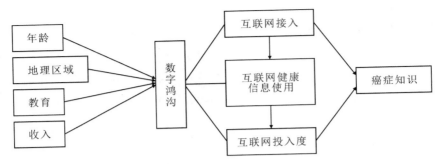

图 4-2　数字鸿沟对知沟影响的作用模式

4.6　本章小结

　　本章首先对数字鸿沟研究现状做了简要介绍,并从中找到了与知沟研究相结合的一种可能路径,即不同维度的数字鸿沟概念对不同社会经济地位群体间知沟的形成有着重要的影响,数字鸿沟的进一步发展会引起知识水平差异的出现,而知沟是数字鸿沟在部分解决了接入沟和使用沟问题之后下一步需要关注的重点。一些影响数字鸿沟的因素也同样影响着知沟的形成,两者同属于信息不平等研究的一个组成部分,并对其他的社会不平等产生影响。

　　接下来笔者进一步从数字鸿沟的研究框架中提炼出互联网接入、互联网健康信息使用和互联网投入度这几个概念,并结合他们对癌症知沟的可能影响提出本章的研究假设,即以上三个变量与癌症知识水平存在正相关,三个变量对由教育程度差距造成的癌症知沟的影响程度从大到小依次是:互联网投入度、互联网健康信息使用和互联网接入,互联网健康信息使用和互联网投入度之间存在交互作用。同时,本书还提出了一个研究问题,即教育是否通过影响以上三个变量从而进一步影响个体的癌症知识水平。

　　以上假设部分得到了证明。具体来看,仅有互联网投入度与癌症知识水平之间存在正相关,互联网接入和健康信息使用都没有显著地正向影响癌症知识水平。仅有互联网接入度显著缩小了不同教育程度群体之间的癌症知识水平差异,其他变量对教育程度与癌症知识水平之间关系的影响均不显著。与预期相反的是,互联网接入对不同教育程度群体间癌症知识水平差异的影响最大,其次是互联网投入度和互联网健康信息使用。同时人们对互联网的投入程度与互联网健康信息使用之间不存在交互作用，个体不会因为网络投入度高而从互联网健康信息使用中获得更多的癌症知识。

　　而关于从数字鸿沟视角下教育程度对知沟的影响机制分析可以发现，教育程度通过影响人们的互联网接入进一步影响了人们的癌症知识水平，其余变量并不影响教育与癌症知识水平之间的关系，从而回答了本章所提出的研究问题。

　　最后，笔者对上述研究结论出现的原因进行了讨论，并发现在数字鸿沟研究与知沟研究融会贯通的过程中，数字鸿沟对知沟的影响作用机制还不甚明了，仅有部分数字鸿沟领域的变量对知沟产生影响，而大部分研究假设没有得到证明。这意味着人们从互联网上获取知识的影响因素是复杂而多样的，而数字鸿沟的内涵也较为丰富，本书仅选取了其中的一部分加以研究，因此有待于未来研究在这一新的研究领域继续加以探索，以促进我们对数字鸿沟的社会影响和知沟的形塑过程及其相互关系的理解。

第5章 社会经济地位、个体动机与知沟

虽然很多实证研究结果支持了知沟假说,但不是所有研究都发现了基于社会经济地位的知沟[1],这使得一些学者开始从其他角度提供了可选的解释。Ettema 和 Kline(1977)指出,信息的功效会影响信息获取,知沟的出现不是因为教育差异而是因为动机和信息显著性(从而带来的功效)差异,如果信息被一个社会系统的成员认为是有用的,那么基于教育的知沟现象就不太容易出现。[2] 此后,一些文献虽仍专注于社会经济地位与知沟关系的研究,但更多文献在关注社会经济地位的同时也关注动机因素对知沟形成的影响。因为刺激低社会经济地位群体产生动机去获取知识,从而使得基于社会经济地位的知沟更小,这从某种角度来说具有超越个体层面的非常重要的实践意义——改变其他结构特征如社会经济地位和社区结构在短期内是不太可行的。同时考虑到媒体使用对某类话题兴趣的正面影响,媒介计划者也许会试图去刺激低社会经济地位群体的动机,以提升他们对信息流的主动接近。[3]

因此在上一章探讨了不同媒体使用频度对教育程度差异引起的知识水平差异的影响后,本章将进行个体动机与社会结构性因素(即社会经济地位)在知沟形成过程中的作用大小比较与交互作用分析,也就是探讨到底是社会经济地位还是动机变量对知识差异产生更为重要的影响,如果教育对知识水平差异有着显著的预测作用,那么动机因素是否能够缩小由教育程度造成的这种知识差异,以从宏观的社会结构和微观的个体层面对知沟现象进行跨层次的研究。

除此之外,本章还将进一步分析动机和媒体使用对知沟大小的交互作用表现形式。因为已有研究要么关注媒体使用、教育、知沟三者之间的关系[4],要么关注

---

① Gaziano,C.(1997). Forecast 2000:Widening knowledge gaps. *Journalism and Mass Communication*,74(2),237-264.

② Ettema,J. S. & Kline,F. G.(1977). Deficits,differences and ceilings:Contingent conditions for understanding knowledge gap. *Communication Research*,4(2),179-202.

③ Kwak,N.(1999). Revisiting the knowledge gap hypothesis-education,motivation,and media use. *Communication Research*,26(4),385-404.

④ 正如本书第 3 章所做的研究。

动机、教育、知沟三者之间的关系①,而关于媒体使用、动机和知沟三者间关系的研究较少(具体研究现状在本章文献综述部分将会介绍),因此本章试图弥补这一研究缺陷,进一步探讨同样的媒体使用频度对不同动机水平群体的癌症知识获取是否有着同样的影响,如果影响不同,那么具体是如何表现的。

具体来说,本章第 1 节主要是关于不同动机因素对知沟影响的研究综述,并在此基础上总结相关研究的特点;第 2 节在第 1 节文献综述的基础上选择本研究的动机指标,并提出涉及动机和社会经济地位的研究假设;第 3 节进一步介绍动机与媒体使用对知沟的影响,并据此提出研究假设;第 4 节介绍了本章各部分检验所涉及的控制变量、自变量、因变量及其测量方法;第 5 节主要采用了多元阶层回归方法对研究假设进行验证;第 6 节对研究结论加以分析讨论;第 7 节对本章内容进行小结。

5.1　动机因素对知沟影响的研究综述

学者在从个体动机角度解释知沟现象的过程中提出了各种不同的动机变量指标,如感知风险、事件兴趣、事件显著度、认知和行为卷入度(对议题的相关活动)、自我效能等,具体见表 5-1。② 需要说明的是一些研究发现一个系统内部的冲突或争议也许会提高具体相关信息的显著度和兴趣,从而让知识在不同社会经济地位群体间平等分布。③ 虽然这里使用的也是显著度和兴趣这样的术语,但本章考虑的主要是个体层面的动机因素,而以上论断指的是在社区层面一个话题的显著性和相关性等,因此将放在社区结构章节加以分析,涉及以上情况的文献不包含在表5-1 中。

---

① 这也是本章节的研究对象之一。

② 表 5-1 采用滚雪球的方法收集到相关文献,并试图对目前该领域研究概况做一个简要梳理,虽无法涵盖所有研究成果,但也基本涉及了主要研究成果。选择的归类标准主要为摘要中出现的动机指标类型。同一文献可能会同时涉及多个动机指标的研究,在本表中将会分别归入所述类别(进行重复归类)。也有少量文献同时涉及动机与媒体使用或其他因素对知沟的交互作用分析,例如 Yows(1991)和 Kwak(1999)的研究。关于这一情况将在本书的第 5 章节详细分析。还有的文献将动机指标作为控制变量处理,但也会涉及其对知识获取影响的分析,所以在本表中也将包含这一情况。

③ Donohue,G. A.,Tichenor,P. J. & Olien,C. N.(1975). Mass media and the knowledge gap. *Communication Research*,2(1),3-23.

表 5-1　关于动机与知沟间关系的主要研究成果

动机指标	研 究 者	主 要 结 论
感知风险	Ettema,Brown & Lu-epker(1983)	将年龄和感知到的心脏病患病风险作为动机因素,发现在健康运动之前,动机不是相关知识获取的显著预测变量,但却是运动之后所测知识的显著预测变量(比教育更强)
	Yows,Salmon,Hawkins, et al.(1991)	教育和年龄才是三种不同类型癌症知识的显著预测变量,采用感知风险作为动机指标仅能预测某类型癌症知识
	Viswanath,Kahn,Finnegan et al.(1993)	基于教育的癌症知沟在动机(采用显著性、患癌感知风险、自我效能三个指标测量)①水平高的群体中也很明显,然而该群体的整体知识水平有所提升(相较总体平均水平而言)
	Gao(2003)	不同教育程度老年女性群体间无论其感知的患病风险大小,知沟大小几乎无异
	Ho(2012)	将感知风险作为控制变量处理,发现与 H1N1 知识有正相关
	Shim(2008)	患癌风险感知、种族、网上癌症信息搜寻对癌症知识有着三重交互作用
兴趣	Genova & Greenberg(1979)	兴趣与公共事务知识之间的相关性比教育强,特别是对于复杂信息知识而言
	Horstmann(1991)	教育不是政治知识的重要预测变量,政治兴趣/参与度②才是更有影响力的预测变量
	Chew,Palmer(1994)	兴趣(而非教育)是营养知识获取的重要决定因素
	McLeod & Perse(1994)③	政治兴趣与政治知识之间显著相关
	Kwak(1999)	教育对知识获取的影响并不因为人们对总统竞选运动的兴趣而变化
	Beaudoin(2004)	不同教育程度群体仅在开放式问题所测知识方面的差异取决于国际事务兴趣,教育对该类知识的影响在国际事务兴趣较大的人群中更大
	Liu & Eveland(2005)	电视新闻使用在竞选兴趣不高的人群中与政治知识有更强的相关(相较于兴趣高的人群)(仅有 2004 年数据支持这一结论)④
	Grabe,Yegiyan & Kamhawi(2008)	动机因素(采用相关性、兴趣指标)作为控制变量对知沟无显著影响

①　该文采用显著性、患癌感知风险、自我效能作为动机指标,在本表中分别归入以上三类动机指标中。

②　在该文中作者探讨兴趣、动机和教育对知识获取的影响,动机和兴趣在文中是平行概念的关系(虽然大部分知沟研究文献将兴趣作为动机的一个指标来测量,可详见后续分析)。具体测量方法是用政治参与度来测量政治兴趣,用信息需求来测量动机。因此在本书中将其同时归入兴趣和信息需求动机指标组群。

③　该文主要测量社会经济地位、感知效用、媒体使用与公共事务知识之间的关系。采用四个与感知效用密切相关的因素来测量感知效用:政治兴趣、社区卷入度、感知效能、新闻使用的动机。其中社区卷入度涉及社会结构因素,因此本研究仅归入兴趣和自我效能两个类别。

④　该文作者使用两组不同年份(2000 年和 2004 年)数据检测认知需求、选举运动兴趣对新闻媒体使用与政治知识获取之间关系的调节作用。两组数据的结论并不一致。

续表

动机指标	研 究 者	主 要 结 论
卷入度	Lovrich Jr & Pierce (1984)	情景因素(如动机①)是更加重要的影响水资源政策知识水平的变量
	Salmon(1985)	卷入度是非常重要的知识预测变量
	Horstmann(1991)	教育不是政治知识的重要预测变量,政治兴趣/参与度才是更有影响力的预测变量
	Goswami,Raj Melkote(1997)	卷入度能显著预测艾滋病知识,但不能减小基于教育程度的知沟
	Kwak(1999)	人们对总统竞选运动的行为卷入度调节了教育与知识水平之间的关系
	Gao(2003)	不同教育程度群体间的乳腺癌知识差异在有乳房 X 光拍片经历的老年女性人群中比没有拍片经历的老年女性人群中更大
	Beaudoin(2004)	不同教育程度群体在封闭性问题所测的知识水平差异取决于国际事务卷入度,当人们的国际事务卷入度高时,教育对该类知识得分的影响较弱
	Jenssen(2012)	低政治兴趣显著压制了知识获取的动机
显著性	Lovrich Jr & Pierce(1984)	情景因素(如动机)是更加重要的影响水资源政策知识水平的变量
	Viswanath,Kahn, Finnegan et al. (1993)	基于教育的知沟在动机(采用显著性、患癌感知风险、自我效能三个指标测量)水平高的群体中也很明显,然而该群体的整体知识水平有所提升(相较总体平均水平而言)
自我效能	Viswanath,Kahn, Finnegan et al. (1993)	基于教育的知沟在动机(采用显著性、患癌感知风险、自我效能三个指标测量)水平高的群体中也很明显,然而该群体的整体知识水平有所提升(相较总体平均水平而言)
	McLeod & Perse (1994)	社会经济地位是知识的最强预测变量,最弱的是主观效能感和社区卷入度

---

①　在该文中动机的测量指标为用水类型、水资源管理政策的卷入、水资源管理政策的满意度、水资源管理政策的重要性,以及对环境资源耗竭的态度,在本书中将其归入卷入度和显著性这一动机类别。

续表

动机指标	研　究　者	主　要　结　论
其他	Horstmann(1991)	信息需求引发的动机没有显著预测知识获取差异
	Liu,Eveland(2005)	报纸使用在认知需求①高的人群中与政治知识关系更强(相较于认知需求低的人群)(仅有 2004 年数据支持这一结论)
	Grabe,Yegiyan & Kamhawi(2008)	动机因素(采用相关性、兴趣指标)作为控制变量对知沟无显著影响

从表 5-1 可以看出关于动机与知沟间关系的研究有以下几个特点：

5.1.1　动机指标的多元化及其含义的接近性

社会性动机以人类的社会文化需要为基础,因为人有权力、社会交往、成就、认识的需要,因而相应地产生了认识性的需要(兴趣或爱好),以及成就动机、权力动机和交往动机等。② 动机是一种中间变量,它不能直接观察,只能通过个体当时所处的情景及其行为表现推断个体行为的原因③,同时由于引发动机的因素是多重的,它的产生受个体内外多种因素的影响,因此信息的相关性、显著性、引起的兴趣和卷入度等因素都会直接或间接地刺激着动机的形成。考虑到动机对知沟影响的研究结论并不一致,一些学者开始强调动机类型对信息获取的影响。④ Ettema 和Kline(1977)也建议从更多维度概念化和检测动机对知沟的影响。⑤ 因此在后续研

---

① 按照 Cacioppo 和 Petty 的观点,认知需求(need for cognition)是一种个体差异变量,稳定存在于个体中。他们把它看做是一种个性特点,描述了个体从事和享受需要努力的认知活动的倾向。认知需求与认知能力不同,它是一个连续性变量,从认知缺乏状况到具有内在动机从事费力的认知活动状况。作者把这种内在的认知需求方面的差异归因于过去的经历,由可获的记忆和行为历史造成,这种差异会影响人们如何获取或处理所遇到的信息。具体可以参见：Liu, Y. I. & Eveland Jr, W. P.(2005). Education, need for cognition, and campaign interest as moderators of news effects on political knowledge：An analysis of the knowledge gap. *Journalism & Mass Communication Quarterly*, 82(4),910-929.

② 郭德俊(编)(2005).《动机心理学：理论与实践》.北京：人民教育出版社.4.

③ 郭德俊(编)(2005).《动机心理学：理论与实践》.北京：人民教育出版社.5.

④ Viswanath, K., Kahn, E., Finnegan, J. R. Jr, Hertog, J. & Potter, J. D.(1993). Motivation and the "knowledge gap"：Effects of a campaign to reduce diet-related cancer risk. *Communication Research*, 20(4),546-563.

⑤ Ettema, J. S. & Kline, F. G.(1977). Deficits, differences and ceilings：Contingent conditions for understanding knowledge gap. *Communication Research*, 4(2),179-202.

究中,学者们采用的动机指标是较为多元的,从感知风险到显著性,再到认知需求,反映出学者从不同动机维度探讨知沟形成过程的尝试。

另外,这些多元化动机指标的含义也具有一定的接近性,例如显著性在一些研究里也被描述为来自具体情景条件下的对某话题的兴趣,它对个体的后来行为结果有一定影响。[①] 因为对信息的兴趣和功效才是知识的重要预测变量,让接下来接触的信息显著或相关,导致对某话题的知沟更大。[②] 关于感知风险和兴趣的关系,有学者指出,一个人的感知风险越高,他对有助于避免该风险潜在结果的信息或行为的兴趣就越高。[③] 兴趣也可以解释为社会效用、个人效用、相关性、显著性以及对个人和社会生活的影响。[④] 也有学者从三个维度定义兴趣,即认知维度、情感维度和行为维度。认知维度指的是被调查者对一个实体的认同并因此而感到与这个实体的相关性;情感维度指的是一个话题与个体的接近性和显著性;行为维度指的是对组织、事件或话题的参与程度。[⑤] 从上述论述可以看出个体对信息的效用感知、接近性、相关性、显著性、参与度等与兴趣的产生密切相关,而兴趣可以引发信息寻求与学习(行为维度)的动机。鉴于以上动机指标含义的接近性,一些学者在论述过程中会出现互相替换一些动机指标的情况。例如 Viswanath 等人(1993)采用显著性、感知患病风险、自我效能三个指标测量动机水平,其中对显著性的测量主要由个体对相关信息兴趣的评分和对过去一年营养变化情况关注度的评价组成。[⑥] 在这里,作者将兴趣和显著性看作是同一个概念。Horstmann(1991)检测的虽然是教育、兴趣、动机对知识获取差异的影响,但在研究过程中探讨的其

[①]　Petty,R.,Cacioppo,J. T. & Goldman,R.(1981). Personal involvement as a determinant of argument-based persuasion. *Journal of Personality & Social Psychology*,41(5),847-855.

[②]　Ettema,J. S. & Kline,F. G.(1977). Deficits,differences and ceilings:Contingent conditions for understanding knowledge gap. *Communication Research*,4(2),179-202.

[③]　Viswanath, K., Kahn, E., Finnegan, J. R. Jr, Hertog, J. & Potter, J. D. (1993). Motivation and the "knowledge gap":Effects of a campaign to reduce diet-related cancer risk. *Communication Research*,20(4),546-563.

[④]　Genova,B. K. L. & Greenberg,B. S.(1979). Interests in news and the knowledge gap. *Public Opinion Quarterly*,43(1),79-91.

[⑤]　转引自:Chew,F. & Palmer,S.(1994). Interest,the knowledge gap,and television programming. *Journal of Broadcasting and Electronic Media*,38(3),271-387.

[⑥]　Viswanath, K., Kahn, E., Finnegan, J. R. Jr, Hertog, J. & Potter, J. D. (1993). Motivation and the "knowledge gap":Effects of a campaign to reduce diet-related cancer risk. *Communication Research*,20(4),546-563.

实是兴趣所引发的动机对知识获取的影响。[①] McLeod 和 Perse(1994)试图探讨感知效用、媒体使用与公共事务知识之间的关系，但采用了政治兴趣、社区卷入度、感知效能、新闻使用的动机四个变量来测量感知效用。[②] 可见在该研究中兴趣、效能是与动机平行的一个概念，兴趣与效能并不是动机产生的具体因素。主观（或感知）效用虽然是动机产生的一个非常重要的因素，但因为感知到的效用本身是一个很难测量的概念，如果只是简单询问公共事务信息是如何有用或重要，也许会强迫被调查者回答一个非常抽象的问题而难以产生有效回应。因此实际研究当中通常会用其他指标，如兴趣、效能等来进行测量。

5.1.2　动机指标的选择依研究话题差异而有所不同

当进行健康领域的知沟检验时选择的动机变量测量指标主要是感知风险，而在社会-政治议题领域则主要选择兴趣与卷入度指标。这是因为促使我们获取健康和政治知识的因素有着很大不同，健康信息的掌握与风险控制有关，因此感知到的患病风险会极大地促进人们对健康信息接触、搜寻、理解与储存，从而获得更多相关知识。在健康信念模式（health belief model）中，动机被概念化为一种心理状态，通常是感知到的对某种疾病的患病怀疑。感知到的患病怀疑和威胁在概念上是比较相似的，都是对健康状况的主观风险感知。[③] 个体对患病风险的看法是个体行动的主要决定因素，从而驱动他们去寻求相关信息并学习。可见在健康传播中感知风险是相对重要的动机因素。而政治知识的获取更多地是为了民主参与，因此兴趣和卷入度更能激发人们对相关知识的摄取。同时，政治兴趣在不同群体中有着极大的不同，因此特别适合采用兴趣作为动机指标研究具有不同政治兴趣的人群在基于社会经济地位的知沟大小方面的差异。另外，掌握政治知识的一个重要目的是政治参与（如投票），因此是否具有投票经历（行为卷入）、对某竞选者的支持（情感卷入）都会对相关政治知识的获取有着重要预测作用。

① Horstmann, R.(1991). Knowledge gap revisited: Secondary analyses from Germany. *European Journal of Communication*, 6(1), 77-93.

② McLeod, D. & Perse, E. M.(1994). Direct and indirect effects of socioeconomic status on public affairs knowledge. *Journalism Quarterly*, 71(2), 433-442.

③ Yows, S. R., Salmon, C. T., Hawkins, R. P. & R, Love R. (1991). Motivational and structural factors in predicting different kinds of cancer knowledge. *American Behavioral Scientist*, 34(6), 727-741.

5.1.3 研究结论并不一致

从结论来看,大部分研究结果都肯定了动机对知识的显著预测作用。例如,Lovrich 和 Pierce(1984)检测了知识在有争议环境下的分布,发现动机(显著性与参与度)和社会经济地位变量共同预测了知沟。[①] 后来的学者进一步对教育与动机在知识预测的作用方面进行了对比,如 Chew 和 Palmer(1994)的研究显示兴趣(而非教育)是来自电视节目暴露的知识获取的重要决定因素[②];Genova 和 Greenberg(1979)发现兴趣与公共事务知识之间的相关性比教育强,特别是对于复杂信息知识[③];Ettema 和 Kline(1977)提出动机作为一种重要的知沟现象解释变量,可能会超越教育成为知识的主要预测变量,并在一个健康运动研究中得到支持:心脏病的感知威胁和年龄(显著性的替代性测量指标)可以显著预测人们在健康运动之后的相关知识差异。[④] 这些论断也指出动机(不管定义为显著性、兴趣、卷入度还是功效)也许都会压倒教育成为知识差异的决定性因素。也就是说,不管教育水平如何,动机因素都会促使群体去接触和获取信息。这意味着知沟并不是不可避免的,也并不总是由社会结构差异决定,虽然社会经济地位低的人不太可能获取有关他们福祉的信息,但如果他们可以感知到这些信息的相关性并产生动机,也可能摆脱教育程度的限制而获得更多的相关知识。[⑤]

但也有一些研究得出相反或有所出入的结论,例如 Grabe 等人(2008)采用实验法从信息处理的角度检测知沟,结果发现动机因素(采用相关性、兴趣指标)作为控制变量对知沟无显著影响。[⑥] 还有学者在肯定动机对知识水平提升方面作用的

---

① Lovrich,N. P. Jr & Pierce,J. C.(1984). "Knowledge gap" phenomena:Effect of situation-specific and transsituational factors. *Communication Research*,11(3),415-434.

② Chew,F. & Palmer,S.(1994). Interest,the knowledge gap,and television programming. *Journal of Broadcasting and Electronic Media*,38(3),271-387.

③ Genova,B. K. L. & Greenberg,B. S.(1979). Interests in news and the knowledge gap. *Public Opinion Quarterly*,43(1),79-91.

④ Ettema,J. S. & Kline,F. G.(1977). Deficits,differences and ceilings:Contingent conditions for understanding knowledge gap. *Communication Research*,4(2),179-202.

⑤ Viswanath,K., Kahn,E., Finnegan,J. R. Jr, Hertog,J. & Potter,J. D. (1993). Motivation and the "knowledge gap":Effects of a campaign to reduce diet-related cancer risk. *Communication Research*,20(4),546-563.

⑥ Grabe,M.,Yegiyan,N. & Kamhawi,R.(2008). Experimental evidence of the knowledge gap:Message arousal,motivation,and time delay. *Human Communication Research*,34(4),550-571.

同时,对比了动机和教育对知识获取的影响,并发现教育比动机对知识有更强的预测力。例如 Moore(1987)在关于州长选举的研究中发现主要是教育预测了政治知识[1];Yows 等人(1991)的研究发现两个动机变量——焦虑和感知症状都预测了对健康信息的暴露(而教育和收入却没有),这意味着对媒体健康信息的暴露并不是社会经济地位决定的,而是人们对健康信息的关注与兴趣。[2] 但是人们对健康信息的暴露并不必然导致知识差异的缩小,因为动机仅能显著预测某一类型健康知识的获取,性别和教育程度才是各种类型健康知识的显著预测变量。在一个进行了一年健康运动的社区比较两组有着不同癌症和饮食信息获取动机的群体间知识差异后也发现基于教育的知沟在动机水平高的群体中也很明显,然而其整体知识水平有所提升(相较总体平均水平而言),该研究意味着群体成员关系、信息功能、动机和教育共同影响着知识水平,而不是仅有动机一个因素调节了教育对知识的影响。[3]

同时,相关研究结论也因为动机指标、知识测量的方法、知识类型以及话题类型而有所不同。例如在比较当地话题和全国话题的知沟时发现,因为当地话题对于个体具有更强的相关性和显著性,所以关于当地话题的知沟更可能会随时间流逝而变小或消失。[4] 在全国性话题(对特定社区无直接利益或兴趣)领域发现了所预测的基于教育程度差距的知识差异。[5] 这些发现都支持了这一看法,即信息的显著性或相关性作为知识的预测因素比教育更重要,也暗示着动机水平(显著性、功效、关注度、兴趣等)越高,群体越可能平等地从社会系统的信息流中获利。然而Gaziano(1984)的研究却没有支持该论断,其研究发现基于教育的知沟在当地话题或当地居民感兴趣的话题中都有出现。[6] 但总体而言,大部分结论仍然支持了在与人们有较大相关性和显著性的话题上不容易出现知沟。关于不同知识测量方法

---

[1] Moore, D. W. (1987). Political campaighns and the knowledge-gap hypothesis. *Public Opinion Quarterly*, 51(2), 186-200.

[2] Yows, S. R., Salmon, C. T., Hawkins, R. P. & R, Love R. (1991). Motivational and structural factors in predicting different kinds of cancer knowledge. *American Behavioral Scientist*, 34(6), 727-741.

[3] Viswanath, K., Kahn, E., Finnegan, J. R. Jr, Hertog, J. & Potter, J. D. (1993). Motivation and the "knowledge gap": Effects of a campaign to reduce diet-related cancer risk. *Communication Research*, 20(4), 546-563.

[4] Becker, L. B. & Whitney, D. C. (1980). Effect of media dependencies: Audience assessment of government. *Communication Research*, 7(1), 95-120.

[5] Moore, D. W. (1987). Political campaighns and the knowledge-gap hypothesis. *Public Opinion Quarterly*, 51(2), 186-200.

[6] Gaziano, C. (1984). Neighborhood newspapers, citizen groups and public affairs knowledge gaps. *Journalism Quarterly*, 61(3), 556-599.

和动机指标对知沟的影响方面也得出了复杂的结论。Beaudoin(2004)的研究发现当人们的国际事务卷入度高时,教育对封闭型问题所测知识的影响较弱;教育对开放型问题所测量知识的影响在国际事务兴趣较大的人群中更大。这就意味着在以国际事务卷入度为动机指标的情况下,动机调节了教育所引起的知沟(以封闭型问题测量到的知识),而对于以国际事务兴趣为动机指标的情况,动机并没有调节由教育引起的知沟(以开放型问题测量到的知识),反而扩大了知沟,因为兴趣越高,教育对知识的影响越大,从而使得知识水平差异更大。[①] 这反映出在同一研究背景下所选动机指标不同,研究结论也不一样。

5.1.4 研究角度越来越深入与多样化

20 世纪 90 年代之前知沟领域的动机研究仅单纯关注动机对知识获取的影响和预测效果,很多研究得出的结论只提及某些变量或因素提升了某议题知识水平,但是仍未回答在不同社会经济地位群体间是否存在知沟,没有延续知沟假说的研究框架——因为就算不同社会经济地位群体的知识都提升了,也不能就此下结论说知沟减小或扩大,除非不同群体的知识提升速度不同。在 20 世纪 90 年代之后相关研究才开始逐步考虑到教育与动机之间的交互作用,甚至是教育、媒体使用与动机三者之间的交互作用。例如 Shim(2008)的研究发现患癌风险感知、种族、网上癌症信息搜寻对生活方式知识和整体癌症知识有着微弱但却显著的三重交互作用,从而意味着动机在减小知沟中的重要作用。具体来看,癌症感知风险调节了西班牙人网上癌症信息搜寻与癌症知识水平间的关系。感知到患病风险较低的西班牙人搜寻网上癌症信息的动机也会较低,从网上搜寻癌症信息的西班牙人与白种美国人之间的知沟在有适度感知风险的人中会减小,知沟不太可能在感知患病风险高的人群中出现,所以动机水平高的西班牙人从网上学到了更多癌症知识(相较于其他人种)。[②]

除此之外,一些学者开始关注影响知沟形成的其他自变量(除教育外)与动机之间的关系。例如学者 Chew 和 Palmer(1994)的研究表明电视节目观看同时提升了人们对相关信息的兴趣和营养知识。[③] 还有学者在同一个研究背景中采用不同

---

① Beaudoin,C. E. (2004). The independent and interactive antecedents of international knowledge. *Gazette*,66(5),459-473.

② Shim,M.(2008). Connecting internet use with gaps in cancer knowledge. *Health Communication*,23(5),448-461.

③ Chew,F. & Palmer,S.(1994). Interest,the knowledge gap,and television programming. *Journal of Broadcasting and Electronic Media*,38(3),271-387.

年份的数据进行知沟现象的比较,结果却因不同动机指标的选择而得出了不同的结论。例如 Liu 和 Eveland(2005)在研究中使用两组不同年份数据检测认知需求、竞选运动兴趣对新闻媒体使用与知识获取之间关系的调节作用。然而两组数据的结论并不一致:报纸使用在认知需求高的人群中比在认知需求低的人群中与知识关系更强(2004 年数据支持而 2000 年数据不支持这一结论)。电视新闻使用在兴趣不高的人群中比兴趣高的人群中与政治知识有更强的关系(2000 年数据不支持而 2004 年数据支持)。另外,报纸使用与竞选运动兴趣对知识获取没有交互作用。① 以上分析也显示研究越趋于复杂,关于动机与教育及其交互作用对知沟的影响就越难以达成一致结论。

综上,关于动机对知沟形成的影响因话题和动机指标而变,大部分研究都认可了动机对知识获取的促进作用,但关于动机是否会减小由社会经济地位带来的知沟这一问题仍未达成合意。也就是说动机有助于提升整体知识水平,但动机是否更能提升低社会经济地位群体的知识水平(相较于高社会经济地位群体),从而减小不同社会经济地位群体间的知识差距——在这一问题上不同研究给出了不同答案。

5.2　关于动机与教育交互作用的研究假设

具体来看癌症知沟,具有较高动机水平的群体会更加关注和使用癌症相关信息,从而比动机较低的群体获得更多知识。需要说明的是,前文已经介绍过健康知沟验证主要采用感知风险作为动机变量的测量指标,因此患癌风险感知也将作为本书的动机指标之一,具体指的是人们关于他们对某一疾病的易感性的看法。② 除此之外,本书还将选择自我效能、情感卷入度和行为卷入度作为其他的动机指标。

效能分为反应效能和自我效能,前者指的是个体所感知到的完成推荐行为和降低感知风险之间的联系;后者指的是个体有能力完成推荐行为的信念。③ 也有

① Liu, Y. I. & Eveland Jr, W. P. (2005). Education, need for cognition, and campaign interest as moderators of news effects on political knowledge: An analysis of the knowledge gap. *Journalism & Mass Communication Quarterly*, 82(4), 910-929.

② Rimal, R. N. (2000). Closing the knowledge-behavior gap in health promotion: The media role of self-efficacy. *Health Communication*, 12(3), 219-238.

③ Viswanath, K., Kahn, E., Finnegan, J. R. Jr, Hertog, J. & Potter, J. D. (1993). Motivation and the "knowledge gap": Effects of a campaign to reduce diet-related cancer risk. *Communication Research*, 20(4), 546-563.

学者认为自我效能指的是一个人对能成功地执行任何特定任务的期待(也叫功效期待),是个体能成功地执行特定情境要求的行为的信念。[1] 这一概念在大量的健康传播研究领域都会使用到,如药物使用、性活动、吸烟、体重控制和合理饮食。健康领域的自我效能主要是指一个人可以成功改变其行为以提升个人健康状况的预期。[2] 提升自我效能不仅对知识获取有直接影响(正如健康领域许多研究所显示的),也可将这种知识转化成行为。因此有学者指出,仅有感知风险而没有自我效能的测量会破坏动机因素的解释力。[3] 在自我效能高的人群中,知识与行为之间的相关性也更高。从时间序列来看,自我效能提高后知识与行为之间的相关性加大,反之亦然。[4] 提升自我效能不仅对健康知识的获取有直接影响,也会提升把这种知识转化成行为的可能性。可见,自我效能除了能有效预测知识的获取外,还能对下一阶段的行为产生影响,是健康运动中经常采用的一个动机指标,但还没有获得知沟研究领域足够的重视——前文的综述显示,仅有两篇文献涉及自我效能感,因此本书将弥补这一不足,将自我效能感纳入研究范畴,在本书中具体指的是一个人对自己能成功改变行为以改善个人健康的能力的感知。[5]

许多研究者指出卷入度是决定着信息如何被处理的一个重要变量[6],当人们高度卷入一个话题时,他们会对信息处理得比较深入,从而获取更多的知识。表5-1也显示卷入度是知沟研究领域经常采用的一个动机指标,然而仅限于政治知沟研究,较少有学者关注卷入度和不同社会经济地位群体间健康知识差异的关系(即使涉及也大多是作为控制变量处理)。而事实上,考察媒体传播渠道的信息流对知识获取的影响,就不得不考虑卷入度这个概念,因为它影响着人们如何加工从各种媒体渠道获得的信息,并最终决定哪一部分信息被储存下来形成相关的知识。因

① 郭德俊(编)(2005).《动机心理学:理论与实践》.北京:人民教育出版社.343.

② Rimal,R. N.(2000). Closing the knowledge-behavior gap in health promotion:The media role of self-efficacy. *Health Communication*,12(3),219-238.

③ Gao,K.(2003). *Deficiencies vs. differences:Predicting older women's knowledge levels on breast cancer*. Paper presented to Internatinal Communication Association 2003 Annual Meeting. San Diego,CA.

④ Rimal,R. N.(2000). Closing the knowledge-behavior gap in health promotion:The media role of self-efficacy. *Health Communication*,12(3),219-238.

⑤ Rimal,R. N.(2000). Closing the knowledge-behavior gap in health promotion:The media role of self-efficacy. *Health Communication*,12(3),219-238.

⑥ Goswami,D. & Raj Melkote,S.(1997). Knowledge gap in AIDS communication:An indian case study. *International Communication Gazette*,59(3),205-221.

此本书将采用情感维度和行为维度的卷入度指标[1]探讨其对癌症知识获取的影响，以及卷入度与教育之间的交互作用。同时，上文也提到动机指标不同，关于知沟及其影响因素的结论会有很大不同。上文提到的大部分研究都是分别检验动机各指标与教育在知识获取中的各自作用及相互作用，而不是将多个动机指标合成一个综合指标。因此本书也延续这一做法，分别检验不同动机指标在知沟形成过程中的作用（如果知沟现象存在的话）。

综上，本书将动机指标概念化为感知风险、自我效能、情感卷入度、行为卷入度，并假设教育程度和几个动机指标都对癌症知识水平有正向影响，提出如下假设：

H1：教育程度较高的群体比教育程度低的群体有着更高的癌症知识水平。

H2a：患癌风险感知高的群体比患癌风险感知低的群体有着更高的癌症知识水平。

H2b：自我效能高的群体比自我效能低的群体有着更高的癌症知识水平。

H2c：情感卷入度高的群体比情感卷入度低的群体有着更高的癌症知识水平。

H2d：行为卷入度高的群体比行为卷入度低的群体有着更高的癌症知识水平。

另外上文的分析也显示，关于动机和教育两者间的具体互动模式还未形成一致结论，但总的说来大部分研究结论支持在教育和动机之间存在交互作用，图5-1形象地显示了动机对教育和知识间关系的影响，即动机水平对不同教育程度群体的知识获取影响不同，动机对教育程度低的群体的影响要大于教育程度高的群体的影响，也就是说，随着动机水平的提升，教育程度低的群体将比教育程度高的群体获得更多的知识，于是不同教育程度群间的知识水平差异会有所缩小，从而缩小了由教育不平等带来的知识不平等。

本书延续已有类似研究，提出如下假设：

H3a：在教育和患癌风险感知之间存在交互作用，具体表现为随着患癌风险感知的提升，教育程度低的群体比教育程度高的群体获得更多的知识，从而缩小了基于教育程度差异的知沟。

H3b：在教育和自我效能感之间存在交互作用，具体表现为随着自我效能感的提升，教育程度低的群体比教育程度高的群体获得更多的知识，从而缩小了基于教育程度差异的知沟。

---

① 卷入度有三个维度：认知、情感和行为。参见：Chaffee，S. H. & Roser，C.(1986). Involvement and the consistency of knowledge，attitudes，and behaviors. *Communication Research*，13(3)，379-399. 学者 Chew(1992)则从认知、情感、行为三个维度定义了动机：1. 认知维度：议题对于个人的相关性或显著性；2. 情感维度：对一个话题的地理、物理和心理接近性。3. 行为维度：对议题相关活动的卷入度。已有研究显示情感或行为维度的动机比认知维度更有预测性。这也是本书选择卷入度作为动机变量的原因之一。

H3c：在教育和情感卷入度之间存在交互作用，具体表现为随着情感卷入度的提高，教育程度低的群体比教育程度高的群体获得更多的知识，从而缩小了基于教育程度差异的知沟。

H3d：在教育和行为卷入度之间存在交互作用，具体表现为随着行为卷入度的提高，教育程度低的群体比教育程度高的群体获得更多的知识，从而缩小了基于教育程度差异的知沟。

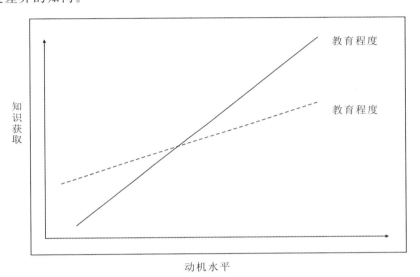

图 5-1　动机对教育和知识关系的影响

5.3　关于动机与媒介使用交互作用的研究假设

在本节中将进一步探讨动机和媒体使用间是否存在交互作用，具体要检测人们对癌症信息获取的动机水平是否调节了媒体使用对不同社会经济地位群体间知沟的影响，以及这种影响是如何发生的。已有研究仅强调媒体使用和教育在基于不同社会经济地位群体间知沟中的交互作用。[①] 而实际情况是，除了分析媒体使用在知沟形成中与社会经济地位有交互作用，为更好解释媒体使用到底发挥了什

① Kwak，N.（1999）. Revisiting the knowledge gap hypothesis-education，motivation，and media use. *Communication Research*，26（4），385-404.

么作用,并考虑到已有研究强调动机对不同社会经济地位群体知识获取的重要性,需要对媒体使用在不同动机水平间对知沟的影响是否一样进行实证检验。

当一个事件没有以低社会经济地位群体感知到与他们具有相关性(或对他们比较重要)的方式来框架时,频繁的媒介使用并无法缩小不同社会经济地位群体间的知沟。因此需要关注一个事件如何在媒介中定义、它的显著性如何、与低社会经济地位群体的相关性等动机因素与媒体使用之间的交互作用对知沟的影响。总的说来,关于媒体使用、动机对知沟形成的交互作用研究相对较少,已有研究中学者Kwak(1999)发现,在媒体使用、动机、教育之间的交互作用方面,仅有教育 * 信息运动兴趣 * 报纸注意率这一交互变量显著影响着知识获取,其他媒体使用与教育、动机间的交互作用不显著。即人们对报纸的注意如何调节教育与知识获取之间的关系取决于人们对相关信息运动的兴趣高低。当人们对该运动的兴趣较低时,随着人们对报纸注意力提升,高低教育程度群体间知沟会扩大,教育程度较高的群体从报纸深度阅读中获取知识较多;当人们对信息运动的兴趣较高时,随着人们对报纸注意力提升,高低教育程度群体间知沟会缩小。[①] 还有学者分析新闻媒体使用、兴趣/卷入度和教育对知识差异的解释力,结果显示教育和电视的国际新闻使用、以及教育和卷入度对知识获取有显著的交互作用,从而缩小了知沟,而教育和兴趣相互作用扩大了知沟,通过三重交互分析发现,教育、卷入度和媒体使用对知识获取的交互作用显著,这意味着教育程度低和卷入度低的群体有机会在知识获取上赶上其他群体。[②] 还有一些研究得出混合的结论,例如 Liu 和 Eveland(2005)的研究显示仅有部分数据支持电视新闻使用在兴趣不高的人群中比兴趣高的人群中与知识有着更强的关系,也有部分数据支持报纸使用在认知需求高的群体中比认知需求低的人群中与知识的关系更强。[③] 其他大部分涉及社会经济地位、动机和媒体使用之间关系的文献,要么将动机变量作为控制变量处理,或将媒体使用作为控制变量处理,较少探究媒体、动机、教育三个变量对知识获取的交互作用。

基于以上分析,本部分仍采用患癌风险感知、自我效能感、情感卷入度和行为卷入度作为动机指标,提出如下假设:

H4a:当人们的患癌风险感知较小时,随着人们对大众媒体接触频度提升,高

① Kwak,N.(1999). Revisiting the knowledge gap hypothesis-education, motivation, and media use. *Communication Research*,26(4),385-404.

② Beaudoin,C. E.(2004). The independent and interactive antecedents of international knowledge. *Gazette*,66(5),459-473.

③ Liu,Y. I. & Eveland Jr,W. P.(2005). Education,need for cognition,and campaign interest as moderators of news effects on political knowledge:An analysis of the knowledge gap. *Journalism & Mass Communication Quarterly*,82(4),910-929.

低教育程度群体间的知沟会扩大；当人们的患癌风险感知较大时，随着人们对大众媒体接触频度提升，高低教育程度群体间的知沟会缩小。

H4b：当人们的自我效能感较弱时，随着人们对大众媒体接触频度提升，高低教育程度群体间的知沟会扩大；当人们的自我效能感较强时，随着人们对大众媒体接触频度提升，高低教育程度群体间的知沟会缩小。

H4c：当人们的情感卷入度较低时，随着对大众媒体接触频度提升，高低教育程度群体间的知沟会扩大；当人们的情感卷入度较高时，随着人们对大众媒体接触频度提升，高低教育程度群体间的知沟会缩小。

H4d：当人们的行为卷入度较低时，随着人们对大众媒体接触频度提升，高低教育程度群体间的知沟会扩大；当人们的行为卷入度较高时，随着人们对大众媒体接触频度提升，高低教育程度群体间的知沟会缩小。

5.4　变量测量

控制变量

人口统计学变量能在一定程度上预测媒介使用和健康知识，[①]因此本研究中将收入、年龄、性别、婚姻等变量作为控制变量处理。除此之外，被调查者所属区域（城乡）、自评健康状况、媒体使用也对健康知识有显著预测作用，因此这几个变量也作为控制变量处理。本书在分析动机和社会经济地位之间的交互作用时，将被调查者总体的媒体使用作为控制变量处理，而在分析动机与媒体使用之间的交互作用时，媒体使用作为自变量处理。

因变量

健康知识。参见第 3 章。

自变量

社会经济地位。参见第 3 章。

动机。前文已经提到，在本书中将使用四种类型的动机变量，即患癌风险感知、自我效能、情感卷入度和行为卷入度。问卷中患癌风险感知所对应的问题有 3 个（α=0.795），分别是"您认为在您一生中患上癌症的可能性如何？""与您周围的同龄人相比，您的一生中患上癌症的可能性如何？""您担忧您自己会得癌症吗？"，前两个问题要求被调查者从（1）"绝对不可能"到（5）"非常可能"之间做出选择，后

---

① 前文已有说明。

一个问题则从(1)"完全不担忧"到(5)"非常担忧"之间做出选择,本书取三个问题的均值合成为患癌风险感知变量。关于自我效能所对应的问题是:"您是否确信您有能力照顾好您的身体健康?",要求被调查者在(1)"完全确信"到(5)"完全不确信"之间做出选择,由于这是一个负向指标,因此转换为正向指标后作为自我效能的测量指标。测量情感卷入度的问题是"您是否有家人曾患癌症?",要求被调查者在近亲属、其他亲属、亲属中无人患癌、不确定几个问题中做出选择。在本书中情感卷入度的具体测量方法是:如果在近亲属或亲属中有人患癌则各记为 1 分,否则记为 0 分,最后得分相加作为情感卷入度得分。行为卷入度测量对应的问题是"在过去 12 个月,您是否经常使用互联网寻找癌症信息?"。[①] 要求被调查者从(1)"经常"到(4)"从不"之间做出选择,由于本题是负向指标,因此转换为正向指标并将缺失值赋值为 1[②] 后作为行为卷入度的测量指标。

媒体使用。媒体使用对应的问题是"在过去 12 个月,您是否经常使用以下媒体?",下面共有涉及报纸、杂志、广播、电视、计算机上网、手机或 iPad 上网、手机报或手机消息定制等 7 个分问题($α=0.714$),取以上问题的均值作为媒体使用指标。需要说明的是,在分析动机与教育的交互作用时,媒体使用作为控制变量处理,在分析动机与媒体使用的交互作用时,媒体使用作为自变量处理。

5.5　研究结果

5.5.1　动机与教育程度对知识水平的预测作用分析

将性别、年龄、婚姻、所属地区(城乡)、收入、自评健康状况作为控制变量,教育程度、患癌风险感知、自我效能感、情感卷入度、行为卷入度作为自变量,教育 * 患癌风险感知、教育 * 自我效能感、教育 * 情感卷入度、教育 * 行为卷入度作为交互变量对癌症知识做多元阶层回归分析后结果见表 5-2。[③] 该表显示,控制变量可以解释因变量总变差的 $4.5\%(p<0.001)$,其中对癌症知识水平预测能力最强的变量

---

① 该题虽然仅涉及网络癌症信息搜寻行为,但由于没有其他问题更接近本书所要测量的变量,因此选择该题测量行为卷入度。

② 因为没有主动寻找过癌症相关信息的被调查者不需要回答此题,因此在该题的答案缺失。而该题转换成正向指标后,从不使用互联网寻找癌症信息的被调查者赋值为"1"。

③ 为了解决多重共线性问题,交互变量在进入回归前都被中心化处理。下同。

是自评健康状况（$\beta=0.078, p<0.001$），其次为年龄（$\beta=0.071, p<0.01$）、媒体使用（$\beta=0.068, p<0.01$）和城市（$\beta=0.045, p<0.05$），而性别、婚姻状态、收入等变量对被调查者的知识获取均无显著影响。也就是说自评健康状况越好，人们的癌症知识得分也越高，媒体使用频率和年龄均会影响癌症知识的获取，城市人口和农村人口在癌症知识上存在显著差异。

表 5-2 动机与教育对癌症知识获取的多元阶层回归分析

变量	模型 1 β	模型 2 β	模型 3 β	模型 4 β
组 1				
男性	-0.045^{*}	-0.044^{*}	-0.035	-0.032
年龄	0.049^{*}	0.073^{**}	0.071^{**}	0.071^{**}
婚姻	0.002	0.007	0.000	-0.001
城市	0.085^{***}	0.053^{*}	0.048^{*}	0.045^{*}
收入	0.041	0.014	0.016	0.011
自评健康状况	0.111^{***}	0.113^{***}	0.081^{***}	0.078^{***}
媒体使用	0.131^{***}	0.110^{***}	0.080^{***}	0.068^{**}
组 2				
教育程度		0.101^{***}	0.091^{***}	0.096^{***}
组 3				
患癌风险感知			-0.016	0.003
自我效能			0.119^{***}	0.139^{***}
情感卷入			0.121^{***}	0.124^{***}
行为卷入			0.071^{***}	0.089^{***}
组 4				
教育 * 患癌风险感知				0.082^{***}
教育 * 自我效能				0.076^{***}
教育 * 情感卷入				-0.026
教育 * 行为卷入				0.052^{*}
R^2（%）	4.5	5.0	8.1	9.0
F	17.64^{***}	17.23^{***}	19.23^{***}	16.43^{***}

注：$*$ 表示 $p<0.05$，$**$ 表示 $p<0.01$，$***$ 表示 $p<0.001$，表中 β 系数为标准化回归系数。性别、城乡、婚姻作为哑变量处理，女性、农村/郊区和未婚作为参照组。

在控制了人口统计变量和自评健康状况、媒体接触等因素对癌症知识的影响后,自变量可以解释因变量总变差的 3.6%($p<0.001$)。其中对癌症知识水平预测能力最强的变量是自我效能($\beta=0.139,p<0.001$),其次是情感卷入度($\beta=0.124,p<0.001$)、教育程度($\beta=0.096,p<0.001$)、行为卷入度($\beta=0.089,p<0.001$)和患癌风险感知($\beta=0.003,NS^{①}$)。这意味着部分动机变量(例如自我效能和情感卷入度)对知识的预测能力要强于教育程度,而部分动机变量(如行为卷入度和患癌风险感知)对知识的预测能力不如教育程度。特别是患癌风险感知对癌症知识的预测能力并不显著,感知风险越高,癌症知识水平反而越低。

具体来看各自变量对癌症知识的影响情况,教育程度能显著预测癌症知识水平,也就是说不同教育程度群体间的健康知识差异是显著的。β 系数为正,意味着这一结果证明了假设 H1,即教育程度较高的群体比教育程度低的群体有着更高的癌症知识水平。为了检测基于教育程度的知沟,进一步采用了方差分析对不同教育程度群体间的知识差异进行了检验。图 5-2 更加直观地显示了在不同教育程度群体间知识差异的情况($F=39.30,p<0.001$)。

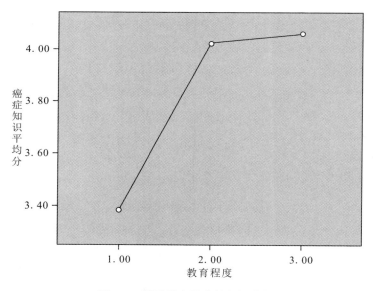

图 5-2　基于教育程度的知识差异

($F=39.30,p<0.001$)

动机因素也对健康知识获取有显著预测作用,当以是否能很好管理自己身体健康的自我效能感以及情感卷入度、行为卷入度为动机指标测量动机因素对被调

---

①　意味着 $p>0.05$,从统计意义上看影响不显著。下同。

查者癌症知识的影响时发现,三个因素都显著预测了被调查者的癌症知识,也就是说人们在自我效能感和情感、行为卷入度上的差异会导致癌症知识水平的差异。具体来看自我效能感、情感卷入度和行为卷入度与癌症知识间的 β 系数均为正,意味着自我效能感越高,癌症知识得分越高;情感卷入度越高,癌症知识得分越高;行为卷入度越高,癌症知识得分也越高,这就支持了假设 H2b(自我效能感高的群体比自我效能感低的群体有着更高的癌症知识水平)、假设 H2c(情感卷入度高的群体比情感卷入度低的群体癌症知识水平更高),以及假设 H2d(行为卷入度高的群体比行为卷入度低的群体有更高的癌症知识)。除此之外,感知到的患病风险则对被调查者的癌症知识水平没有显著预测作用。这一结论没有支持 H2a:患癌风险感知高的群体比患癌风险感知低的群体有着更高的癌症知识水平。总之,当以患癌风险感知、自我效能感、情感卷入度和行为卷入度四个动机变量探讨其对知识获取的影响时,仅有部分结论支持动机水平对知识水平的预测作用,动机变量造成的癌症知识水平差异因动机指标的选择而有所不同。

5.5.2　动机与教育的交互作用分析

关于动机与教育之间的交互作用,表 5-2 显示,教育与患癌感知风险($\beta = 0.082$, $p < 0.001$)、自我效能感($\beta = 0.076$, $p < 0.001$)和行为卷入度($\beta = 0.052$, $p < 0.05$)之间均存在显著的交互作用,其中患癌风险感知对由教育程度差异引起的知沟的影响要略大于自我效能和行为卷入度。可见患癌风险感知和自我效能感作为动机因素鼓励着人们接触更多的癌症相关信息从而获得了更多癌症知识,因此可以缩小由教育程度不同造成的知沟。图 5-3 显示了教育程度与患癌风险感知之间的具体交互作用方式,图中直线的斜率越大,说明患癌风险感知对基于教育的知识获取影响越大,反之亦然。虽然患癌风险感知对癌症知识获取的主效应并不显著,但从图 5-3 可以看出它却显著调节了教育与知识获取之间的关系,但对不同教育程度群体间知识差异的影响方向并不一致。对于教育程度低的群体而言,患癌风险感知越高,其所获得的知识就越多;对教育程度较高的群体而言,患癌风险感知的高低负向影响了其知识获取,也就是说在这一群体中,感知风险越高,其癌症知识水平反而越低。这样,教育程度低的群体因感知到的患癌风险而提升了癌症知识获取速度;教育程度高的群体因感知到的患癌风险而阻碍了其相关知识的获取,从而从整体上缩小了不同教育程度群体间的知识差异。这就证明了 H3a,即随着患癌风险感知的提升,教育程度低的群体比教育程度高的群体获得更多的知识,从而缩小了

基于教育程度差异的知沟。

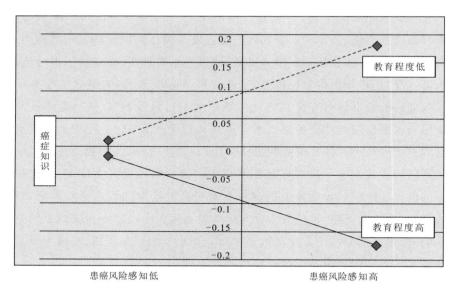

图 5-3　患癌风险感知对教育与癌症知识关系的调节作用①

　　再来看教育程度与自我效能感之间的具体交互作用,图 5-4 显示,对于教育程度低的群体而言,自我效能越高,其所获得的癌症知识就越多;对教育程度较高的群体而言,自我效能感对其知识获取影响较小(斜率越大,说明自我效能对知识获取的影响越大)。也就是说,虽然自我效能感能够显著促进人们的癌症知识获取,但在不同教育程度群体间这个速度是不同的,教育程度低的群体因自我效能感而提升的癌症知识要多于教育程度高的群体,从而缩小不同教育群体间的知识差异,于是证明了 H3b,即随着自我效能感的提升,教育程度低的群体比教育程度高的群体获得更多的知识,从而缩小了基于教育程度差异的知沟。

　　图 5-5 显示了教育程度与行为卷入度的具体交互作用方式。从该图可以看出,不同教育程度的群体都随着行为卷入度的提高而获取了更多的癌症知识,但其知识提升的速度并不相同。总的说来,行为卷入度促使着教育程度低的群体以更快的速度获取癌症知识(相较于教育程度高的群体),从而使得不同教育群体间的

---

　　① 本图根据标准化系数绘制,据《管理研究方法原理与应用》一书,虽然与非标准化系数绘制的图有细微差别,但总体外观是一样的,不会影响我们对研究结果的解读。参见:刘军(2008).《管理研究方法:原理与应用》.北京:中国人民大学出版社.351. 下同。

知识差异趋于缩小,于是证明了 H3d,即随着行为卷入度的提高,教育程度低的群体比教育程度高的群体获得更多的知识,从而缩小了基于教育程度差异的知沟。

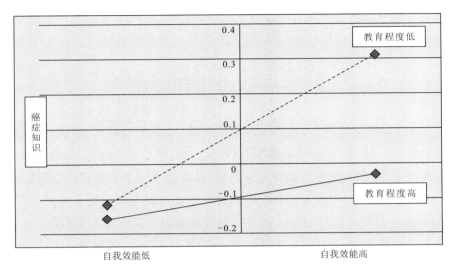

图 5-4　自我效能对教育与知识之间关系的调节作用

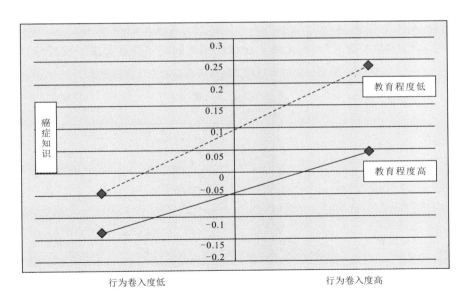

图 5-5　教育程度和行为卷入度之间的交互作用

总之,相对而言,患癌风险感知、自我效能和行为卷入度对教育程度低的群体知识获取的影响要大于教育程度高的群体,从而调节了不同教育程度群体间的癌症知沟。需要注意的是,这一影响虽然在统计上是显著的,但从决定系数来看对

H3a、H3b 和 H3d 提供的数据支持较为薄弱。而情感卷入度等其他动机因素与教育之间的交互作用不显著,也就是说虽然情感卷入度对癌症知识有显著预测作用,但不能显著调节教育与知识之间的关系,不同教育程度间的癌症知识差异不会因为情感卷入度的高低而有显著变化,因此假设 H3c 没有得到证明。

5.5.3 动机与大众媒体使用的交互作用分析

表 5-3 显示的是将性别、年龄、婚姻、所属地区(城乡)、收入、自评健康状况作为控制变量,教育程度、患癌风险感知、自我效能感、情感卷入度、行为卷入度、媒体使用作为自变量,媒体使用 * 患癌风险感知、媒体使用 * 自我效能感、媒体使用 * 情感卷入度、媒体使用 * 行为卷入度作为交互变量对癌症知识做多元阶层回归分析后的结果。从表 5-3 可以看出,所有控制变量解释了因变量总变差的 3%,在排除控制变量的影响后,教育、媒体使用和各动机变量可以解释因变量总变差的 5.1%($p < 0.001$)。而交互变量虽然仅解释因变量总变差的 0.4%,但媒体使用与患癌风险感知、自我效能感之间均存在显著的交互作用,其中自我效能感与媒体使用之间的交互作用最强($\beta = 0.069, p < 0.001$),其次是自我效能感($\beta = 0.059, p < 0.01$),情感卷入度、行为卷入度与媒体使用之间均不存在显著的交互作用。

表 5-3 媒体使用与动机对癌症知识获取的多元回归分析

变量	模型 1 β	模型 2 β	模型 3 β
组 1			
男性	-0.043^*	-0.035	-0.037
年龄	0.013	0.071^{**}	0.069^{**}
婚姻	0.002	0.000	0.002
城市	0.092^{***}	0.048^*	0.047
收入	0.070^{**}	0.016	0.017
自评健康状况	0.113^{***}	0.081^{***}	0.080^{***}
组 2			
教育程度		0.091^{***}	0.088^{***}
患癌风险感知		-0.016	-0.007
自我效能		0.119^{***}	0.127^{***}
情感卷入		0.121^{***}	0.121^{***}
行为卷入		0.071^{***}	0.077^{***}
媒体使用		0.080^{***}	0.078^{***}

续表

变量	模型 1 β	模型 2 β	模型 3 β
组 3			
媒体使用 * 患癌风险感知			0.059**
媒体使用 * 自我效能			0.069***
媒体使用 * 情感卷入			−0.024
媒体使用 * 行为卷入			−0.009
R^2(%)	3.0	8.1	8.5
F	14.02***	19.23***	15.47***

注：* 表示 $p<0.05$，** 表示 $p<0.01$，*** 表示 $p<0.001$，表中 β 系数为标准化回归系数。性别、城乡、婚姻作为哑变量处理，女性、农村/郊区和未婚作为参照组。

动机与媒体使用之间的具体交互作用见图 5-6 和图 5-7。图 5-6 显示，对于患癌风险感知较低的群体而言，媒体使用的增加反而导致其癌症知识水平的下降，而对于患癌风险感知较高的群体而言，随着媒体使用频率提高，其癌症知识水平也显著提升，从而缩小了知沟。因此证明了假设 H4a，即当人们的患癌风险感知较小时，随着人们对大众媒体接触频度提升，高低教育程度群体间的知沟会扩大；当人们的患癌风险感知较大时，随着人们对大众媒体接触频度提升，高低教育程度群体间的知沟会缩小。另外，虽然从直线斜率来看，媒体使用对患癌风险感知低的群体的影响要大于患癌风险感知高的群体，但这种影响因为是负向的，所以反而不利于知识的获取。

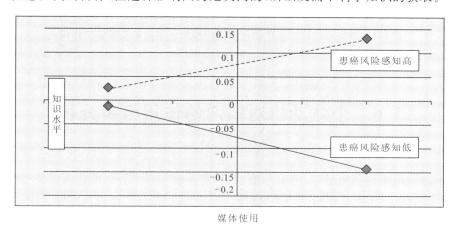

图 5-6　患癌风险感知对媒体使用与癌症知识水平间关系的调节作用

图 5-7 显示，媒体使用与知识水平之间的关系在具有较高自我效能感的人群中比在具有较低自我效能感的人群中更弱，因为图中直线斜率越大意味着关系越

强。对于自我效能感低的群体来说,随着媒体使用频率的提高,其癌症知识水平提高的速度不如自我效能感高的群体,因为图中直线斜率越大,也说明知识随媒体使用增长的速度越快。从另一角度说,自我效能感越高,从媒体使用中获得的知识越多;自我效能感越低,从媒体使用中获得的知识越少(相对于前者),从而缩小了不同教育群体间的知沟。于是证明了假设 H4b,即当人们的自我效能感较弱时,随着人们对大众媒体接触频度提升,高低教育程度群体间的知沟会扩大;当人们的自我效能感较强时,随着人们对大众媒体接触频度提升,高低教育程度群体间的知沟会缩小。

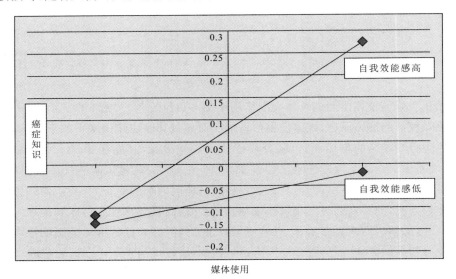

图 5-7　自我效能感对媒体使用与癌症知识水平间关系的调节作用

5.6　个体动机对知沟的作用机制分析

本章采用患癌风险感知、自我效能、情感卷入度和行为卷入度作为动机指标,分析动机水平和教育程度对知识的预测作用,以及动机与教育、动机与媒体使用之间的交互作用。通过教育程度、各动机变量以及教育程度和各动机变量之间交互变量对癌症知识的回归分析发现,教育和大部分动机变量都能显著预测癌症知识水平,部分动机变量对癌症知识的预测作用要强于教育,但仍有部分动机变量对癌症知识的预测作用要弱于教育。具体来看,自我效能感和情感卷入度高低造成的癌症知识差异要大于教育程度高低造成的癌症知识差异,而行为卷入和患癌风险感知高低造成的知识差异则小于基于教育的癌症知识差异,特别是患癌风险感知不能显著预测癌症知识水平,这与已有研究结论有一定的出入。例如 Ho(2012)和 Ettema,Brown & Luepker(1983)等人的研究结果都显示感知风险能显著预测知识水平差异。[①] 本书的结果有可能是因为患癌风险感知高的群体出于恐惧的原因而对相关癌症知识有回避的趋势,从而使得他们的癌症知识水平反而不如患癌风险感知低的群体。

另外,在患癌风险感知、自我效能和行为卷入度与教育程度间存在显著的交互作用,即以上三个动机指标对不同教育程度群体的知识获取影响不同,从而使得不同教育程度群体间的知沟在高风险感知群体中比低风险感知群体低、在高自我效能群体中比低自我效能群体低、在高行为卷入群体中比低行为卷入群体低。而不同教育程度群体间的癌症知识差异大小不会因为情感卷入度的高低而变化,即情感卷入度所刺激的知识获取速度在不同教育程度群体间是一样的。图 5-8 更加清晰地描绘了各动机指标、教育对知识获取的影响(图中仅显示有显著影响的变量)。

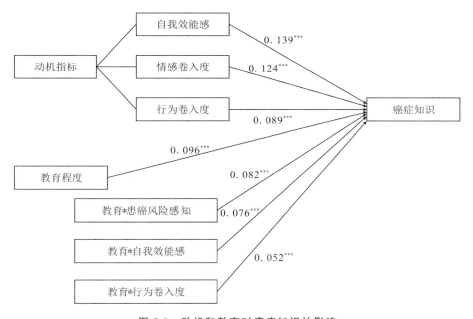

图 5-8　动机和教育对癌症知识的影响

---

① Ho,S. S.(2012). The knowledge gap hypothesis in Singapore:The roles of socioeconomic status,mass media,and interpersonal discussion on public knowledge of the H1N1 Flu Pandemic. *Mass Communication and Society*,15(5),695-717.;Ettema,J. S.,Brown,J. W. & Luepker,R. V.(1983). Knowledge gap effects in a health information campaign. *Public Opinion Quarterly*,47(4),516-527.

从本章数据分析结果对各种知沟解释模型的支持来看,部分支持了动机条件模型,因为动机指标中患癌风险感知、自我效能和行为卷入度均显著调节了教育和癌症知识之间的关系,同时除了患癌风险感知外的动机指标均能显著预测癌症知识水平差异。除此之外部分动机指标对癌症知识的预测能力比教育程度强,而部分动机指标的预测能力不如教育程度,因此本书研究结论无法支持竞争解释模型。第2章已经提到,在健康问题上不太适合采用因果关系模型,因为健康议题对于不同社会经济地位的群体都有着共同的吸引力,不管职位高低、收入多少、教育程度如何,健康问题都很容易刺激各社会经济地位群体健康知识获取的动机,教育不是健康知识获取动机的决定性因素,所以本章节没有就此模型进行验证。

　　总之,关于动机与教育在知沟形成过程中究竟哪个因素更加重要,以及两者间相互作用的讨论一直是知沟研究领域里非常重要的一个热点问题。本章的研究结论提供了解释知沟现象原因时微观层面的个人动机和宏观层面的社会经济地位之间的一种联系,大部分研究结论都与已有研究结论相一致,但也有部分存在出入甚至相互矛盾的结论。这正好说明了知沟现象形成原因的复杂性,并不是简单回答教育与动机谁更重要就可以解释的。或许知沟研究的最终目的不是仅仅考察动机与教育的相对重要性,而是更加深入地探索不同动机指标对知沟的具体影响,在不同研究设计、研究背景下其结论有何不同,才能够对现实问题提供更好的指导。因为各种以大众传播媒介为信息传播渠道的健康传播运动其目的仍然是传播健康知识,促成公众良好健康行为和习惯的产生与形成。而知沟假说的理论验证正好可以为其提供实践指导——健康传播运动通过刺激相关信息获取的动机来减少不同教育程度群体间的知识差异,从而为下一步行为的改变提供支持。正如前文的文献综述所显示的,自我效能与个人的健康行为高度相关,而自我效能感的大小可以通过健康促进运动的干预得到改变。从这个意义上说,知沟假说研究的目的更重要的是在于发现哪些动机因素更能促进健康知识的提升,从而促进教育程度低的群体跳出教育程度差距这一难以在短期内改变的社会结构性因素的限制,以获取尽可能多的健康知识,从而产生良好的健康传播效果。

5.7　本章小结

　　本章首先总结了不同动机因素对知沟的影响,并发现已有研究存在以下几个特点：首先，动机指标的选择是多元化的，其含义比较接近。例如在不少研究里具体动机指标存在通用或混用的现象，具体表现为文章标题或摘要采用某个动机指标，而具体测量时可能采用另一个指标。其次，动机指标的选择依研究话题而有所不同，通常说来，政治议题经常会选择卷入度、兴趣等动机指标，而健康议题则经常采用感知风险这一动机指标。再次，研究结论并不一致甚至相互矛盾，例如在动机与教育对知识获取的预测力大小上结论并不一致，由于动机指标、知识测量的类型以及话题类型的不同研究结论也有所出入。最后，研究角度越来越深入和多样化。例如涉及教育与动机之间的交互作用，甚至是教育、媒介使用与动机三者之间的交互作用，并开始关注影响知沟形成的其他自变量（除教育外）与动机之间的关系。

接下来，笔者在以上文献综述的基础上，同时也受所掌握数据的限制，选择了所要采用的动机指标，具体为患癌风险感知、自我效能、情感卷入度和行为卷入度，并在解释知沟假说的动机条件模型框架下提出了研究假设：教育和以上动机指标都能显著预测癌症知识水平，并且各动机指标还能显著调节教育所引起的癌症知识差异，即不同动机水平下由教育程度差异造成的知沟大小是不同的。除此之外，本书还在第 3 章关于不同信息渠道对知沟影响的研究基础上进一步对动机和媒体使用之间的交互作用进行探讨，提出研究假设——动机水平不同，人们从媒体使用中获取的知识总量也不相同，从而影响着知沟的大小。

以上研究假设得到了部分证明。具体来看，研究结论证明了教育程度能够显著预测癌症知识差异，动机指标中自我效能感、情感卷入度和行为卷入度也能显著预测癌症知识水平，而患癌风险感知不能显著预测癌症知识水平。同时动机指标中的患癌风险感知、自我效能感和行为卷入度可以缩小由教育程度差异造成的癌症知识差异。人们的患癌风险感知和自我效能感不同，从媒体使用中获取知识的速度也不同，总的说来，这两个动机指标水平较高的群体能从媒体使用中获得更多知识，从而缩小知沟。

最后笔者结合已有研究模型对造成上述研究结论的原因进行分析与讨论。研究结论没有支持竞争解释模型，并显示动机条件模型才是更加适合于健康知沟研究的理论框架。同时，本章的研究从微观层面的个体动机和宏观层面的社会经济地位角度提供了对知沟产生机制的一种跨层次解释，研究结论基本与已有研究相一致，但也存在一些有所出入甚至相互矛盾的地方——这正好说明了知沟现象形成原因的复杂性，有待于更多的研究从不同角度对此作出回答。

第6章　社区结构与知沟假说

从社会系统层面看，媒体报道、社区结构、地理区域、话题争议程度、话题在某个特定社区的显著度都作为中介因素影响着社会经济地位与知沟现象之间的关系。[①] 前文已经讨论了媒体使用和个体层面动机因素对知沟的影响，本章将重点从社区结构及其所处的地理区域这一社会结构层面因素探讨知沟现象在中国不同类型社区结构中的表现形式和作用机制，并总结社区结构对知沟形成的影响模式。

蒂奇诺等人在提出知沟假说时更多地是从社会结构的观点出发，将其与人们的社会经济地位相联系以解释知沟现象。[②] 之后的研究在延续这一社会结构分析框架的前提下，扩大了社会层面因素的范围，包括话题性质（话题是否受到社区的普遍关注）、社区结构（社区多元化、社区界限[③]）、社区里话题的争议程度和媒体结构（媒体报道模式）等。然而大部分知沟研究只检测社会经济地位、媒体环境和个人水平的变量对知识获取的影响，而较少从社区层面检测知识的不平等分布情况。

社会学家希勒里（Hillery）曾对94种社区的定义进行比较，发现这些定义的差别主要沿着两种方向展开：一种思路强调地域和地方基础，另一种思路则侧重于社会或网络关系。[④] 这一定义差别也反映在知沟研究当中，有的学者认为种族也是一种无形的社区，而有的学者则主要从地域角度研究社区对知沟的影响。具体来看，以美国为主的知沟假说研究中，涉及非地域性社区（如人种、种族）间知沟比较

① Gaziano, C. (1983). The knowledge gap: An analytical review of media effects. *Communication Research*, 10 (4), 447-486.; Viswanath, K., Kosicki, G. M., Fredin, E. S. & Park, E. (2000). Local community ties, community-boundedness and local public affairs knowledge gaps. *Communication Research*, 27 (1), 27-50.

② Tichenor, P. J., Donohue, G. A. & Olien, C. N. (1970). Mass media flow and differential growth in knowledge. *Public Opinion Quaterly*, 34 (2), 159-170.

③ 指的是一个事件对特定社区成员的相关度。这里的社区可以是地理位置形成，也可以是没有地理接近性的。参见：Viswanath, K., Finnegan, J. R. Jr, Hertog, J., Pirie, P. & Murray, D. M. (1994). Community type and the diffusion of campaign information. *Gazette*, 54 (1), 39-59.

④ 谢静（2013）.《传播的社区——社区构成与组织的传播研究》. 上海：复旦大学出版社.2.

的研究相对较多,而从地域的政治、经济、文化差异角度来探讨知沟的研究较少,例如仅有 Viswanath、Kosicki、Fredin 和 Park(2000),Cho 和 McLeod(2007)等研究涉及不同社区结构下的知沟比较。[①] 在中国现有的知沟研究中,也仅有学者丁未从社区结构背景的角度对不同地区的知沟进行过比较。[②]

　　这说明过去很多研究都忽视了社区背景的作用,而事实上社区差异以很多方式影响着社区事件的报道、新闻媒体使用、个人政治偏好以及公民参与。从根本上说,社区结构塑造了信息流,并有助于(或有损于)社会互动,因此对知识获取有较大影响。于是一些学者开始强调发现个人层面和社区层面因素之间联系的重要性,并呼吁需要在不同地理区域甚至是在国际进行更多的知沟比较与研究。[③] 基于中国国情(如地区发展不平衡、不同省市媒介环境差异较大)的考虑,通过对北京和合肥城市间、农村间以及城市和农村间知沟的横向比较研究,在检验知沟假说的普适性的同时也可以观察不同社会经济、政治、文化背景对知沟现象的可能影响,同时也可以填补国际知沟假说研究在社区结构研究方面的欠缺,从而进一步丰富知沟假说的理论框架。

　　本章第 1 节主要是对目前关于社区层面因素对知沟影响的研究作简要介绍并提出研究假设;第 2 节和第 3 节是实证研究部分,其中第 2 节重点比较不同类型的城市、农村之间的社区结构背景,第 3 节验证关于城市、农村、城乡之间的癌症知沟及其表现形式;第 4 节对研究结果进行总结与讨论;第 5 节是本章小结,将对上述内容加以总结。

---

　　① Viswanath,K.,Kosicki,G. M.,Fredin,E. S. & Park,E.(2000). Local community ties, community-boundedness and local public affairs knowledge gaps. *Communication Research*,27 (1),27-50. ; Cho,J. & McLeod,D. M.(2007). Structural antecedents to knowledge and participation:Extending the knowledge gap concept to participation. *Journal of Communication*,57(2), 205-228.

　　② 丁未(2003).《社会结构与媒介效果——"知沟"现象研究》.上海:复旦大学出版社.104-113.

　　③ Gaziano,C.(1997). Forecast 2000:Widening knowledge gaps. *Journalism and Mass Communication*,74(2),237-264.

6.1 文献综述和研究假设的提出

城市化和工业化进程一直是早期社会学理论家和近期学者关注的焦点。[1] 这一进程导致从其他系统如家庭、宗教向媒体子系统的控制转移，也提升了传播中对媒体系统的依赖。[2] 我们在此的关注点是这些结构差异给予社区内普通信息扩散的一些限制因素，以及由此造成的知沟现象。这对于依赖大众媒体与公众沟通的社区信息运动计划者，同时也对寻求更广的社会和行为改变以提升公众健康的健康传播者而言是非常重要的。例如，通常既不惊悚又不具有争议性的信息在所有类型社区里扩散得都很慢[3]，而大部分健康信息都是无争议且温和的，这类信息在许多大型、复杂的社区里会扩散较慢。可以想象，至少在最初阶段这类信息会先在社会经济地位较高的群体里扩散。因为社会经济地位高的人有着更好的传播技能、有用而必备的社会接触、丰富的知识储备，从而使自己有选择性地暴露于相关传播渠道[4]，于是不同社会经济地位群体之间的健康知沟就会出现。

在这一背景下，我们就需要借助社区层面的信息运动干预来尽可能地缩小不同社会经济地位群体间的健康知沟。社区结构对知沟的影响是多方面的，例如有学者从信息扩散理论视角提出社区多元化程度对知识获取的影响，[5] 也有学者从社会学、政治科学和大众传播学角度，提出两个能够有助于解释和理解知沟的因素：第一个是相对较新的解释，即社区成员的整合度；第二个因素是对一个事件的

[1] Viswanath, K., Finnegan, J. R. Jr, Hertog, J., Pirie, P. & Murray, D. M. (1994). Community type and the diffusion of campaign information. *Gazette*, 54(1), 39-59.

[2] Ball-Rokeach, S. J. (1985). The origins of individual media-system dependency a sociological framework. *Communication Research*, 12(4), 485-510.

[3] De Fleur, M. L. (1987). The Growth and decline of research on the diffusion of the news, 1945-1985. *Communication Research*, 14(1), 109-130.

[4] Tichenor, P. J., Donohue, G. A. & Olien, C. N. (1970). Mass media flow and differential growth in knowledge. *Public Opinion Quaterly*, 34(2), 159-170.

[5] 在下文还会详细阐述。

社区关系（community ties），它是对知沟的社会心理学解释。[①] 个体相关性和社区界限也为信息获取速度差异背后的原因提供了不同的解释。还有学者从社区人口密度[②]、教育和社区凝聚力对知识获取的影响角度探讨知沟现象，结果发现以上变量均对知识水平有显著正面影响，但对个体层面的参与影响较小。社区凝聚力会鼓励社会互动和增加信息与知识的流动，并预测更高水平的参与度，缩小参与沟，而人口密度、低水平的参与度和扩大的知沟相联系。[③] 从以上简要分析可以看出，不同学者从社区结构角度分析知沟现象时所选择的社区结构变量或指标有所不同，因此笔者将这些指标总结于表 6-1，以更清楚地了解社区结构对知识获取的影响。

表 6-1　不同社区结构变量对知沟的影响

基于社区维度的变量	研　究　者	主要研究结果
社区界限（community boundedness）	Rucinski（2004）	社区界限对面向低收入儿童的医疗保险项目的意识有着正向的影响，具体来看，相较于非西班牙白人，非裔美国人和拉美人更可能意识到该项目
	Viswanath（2000）	在非洲裔美国人之间的知沟（关于民事权利和犯罪）要大于非非洲裔美国人之间的知沟，因为这些知识与非裔美国人的社区有着特别的相关性，非裔美国人和拉美人组成了类似于有地理界限的社区，尽管基于种族形成的社区内存在大量的差异，但对影响其社区的事件还是有着一致的回应；社区界限是当地公共事务知识的重要决定因素。该文对采用种族和是否生活在城市作为测量社区界限的指标
社区关系（community ties）	Viswanath et al（2000）	社区关系与知识水平无显著相关性，与一个社区建立关系的时间长短是知沟缩小的重要预测变量。采用居住年限、未来居住可能性、所属社区内社团组织的数量、居住地的财产（例如房子）、政治卷入（是否投过票、未来投票的可能性）来测量社区关系
	Cho ＆ McLeod（2007）	教育和社区凝聚力（community cohesion）[④]对政治知识有着显著正面影响，但对个体层面的参与影响较小

①　Viswanath，K.，Kosicki，G. M.，Fredin，E. S. ＆ Park，E.（2000）. Local community ties，community-boundedness and local public affairs knowledge gaps. *Communication Research*，27（1），27-50.

②　这一概念与多元化概念相关，下文会详细分析。

③　Cho，J. ＆ McLeod，D. M.（2007）. Structural antecedents to knowledge and participation：Extending the knowledge gap concept to participation. *Journal of Communication*，57（2），205-228.

④　文中作者所指的社区凝聚力与社区关系这一概念比较接近，采用社区信任（community trust）、社区关系（community ties）、社区满意度（community satisfaction）和社区接受度（community receptivity）这几个测量指标。

续表

基于社区维度的变量	研　究　者	主要研究结果
社区多元化（community pluralism）	Cho & McLeod（2007）	社区人口密度[①]、教育对政治知识有着显著正面影响,但对个体层面的参与影响较小。社区人口密度、低水平的参与度和扩大的知沟相联系
	Viswanath et al(1994)	多元化社区与不太多元化的社区相比,运动意识和名字回忆率扩散得更慢,基于多元化的社区结构影响社会经济地位与信息流动之间的关系,从而进一步影响不同社区的知识获取速度,造成知识水平差异

注:一篇文献可能会同时涉及多个社区变量的研究,表中仅显示相关研究成果。

接下来就表中涉及的几个社区结构概念进行详细分析。

6.1.1　社区界限对知沟的影响

从表 6-1 可以看出,当采用社区界限这一社区结构指标研究知沟时,其研究对象主要是非地理界限的社区,例如种族,这大概是因为种族问题是美国社会较为敏感的一个问题,自然容易引起各研究领域学者的广泛关注,同时相同种族群体也通常倾向于在特定地理区域社区聚居,因此成为学者关注的焦点。大部分相关研究显示,当所研究议题与该社区相关性较高时,关于这一议题的知沟就不太容易出现。[②] 从以上结论也可以看出社区界限这一概念与宏观层面某话题或事件对社区的显著性或相关性有关。这种显著性或相关性与我们在第 2 章和第 3 章讨论过的个体层面的相关性和显著性有很大的不同,个体对某话题的兴趣、动机或卷入度由于个体层面所感知到的功能不同而有所不同,但社区界限不是个体层面的相关性,而是社区群体的特性,不是一个事件如何影响个体而是在多大程度影响社区。[③] 因此社区界限是一个相对宏观层面的变量,既涉及一个话题与地理区域位置的相

---

　　① 社区人口密度在很多文献中也是社区多元化程度的一个指标。
　　② 例如:Viswanath,K.,Kosicki,G. M.,Fredin,E. S. & Park,E.(2000). Local community ties,community-boundedness and local public affairs knowledge gaps. *Communication Research*, *27*(1),27-50.;Rucinski,D.(2004). Community boundedness,personal relevance,and the knowledge gap. *Communicaton Research*,*31*(4),472-495.
　　③ Rucinski,D.(2004). Community boundedness,personal relevance,and the knowledge gap. *Communicaton Research*,*31*(4),472-495.

关性,也涉及与非地理位置区域性社区的相关性,下面就此进行详细分析。

　　许多关于知沟的研究结果显示,依据话题与社区层面的相关性,知沟大小有所变化,一般而言,当事件是关于本地时,基于社会经济地位的知沟不太容易出现[①];当话题是非当地的以及国际化的时候,更可能出现知沟[②]。例如 Becker 和 Whitney(1980)的研究结果显示,不同教育程度群体间关于当地公共事务的话题不存在知沟。[③] 当地话题知沟较小的原因可能是因为当地公共事务知识直接影响当地公众,因此在当地公共事务知识水平间的差异较小。一个事件与特定社区的相关性越大,社区成员越可能注意事件相关信息,于是导致更高的事件意识,从而减小知沟。当然也有研究得出相反结论,例如 Gaziano(1984)发现当地话题的知识差异在邻居社区中特别显著[④],Viswanath 等人(1993)的研究显示当话题对社区有吸引力并且显著性高时,正式教育程度与知识之间有正向相关[⑤]。可见关于这一问题的研究结论并不完全一致。

　　考虑到范围如此之广的研究,Viswanath 和 Finnegan(1996)将这种事件与当地社区的相关性或显著性概念化为一个话题的社区界限,指的是一个事件或话题对特定社区的重要性。它并不必然指的是地理范围,也通常包括一个话题对特定社区或群体的更大吸引力,也就是说如果一个话题被发现与某群体大部分成员相关,或他们觉得显著,那么基于教育的知沟就不太可能在此群体出现。相反,如果一个话题或事件对某社区成员无相关性或直接的重要性,那么不同教育程度群体

　　① 例如:Viswanath,K.,Kosicki,G. M.,Fredin,E. S. & Park,E.(2000). Local community ties,community-boundedness and local public affairs knowledge gaps. *Communication Research*,*27*(1),27-50. ;Donohue,G. A.,Tichenor,P. J. & Olien,C. N.(1975). Mass media and the knowledge gap. *Communication Research*,*2*(1),3-23. ;Gaziano,C.(1983). The knowledge gap:An analytical review of media effects. *Communication Research*,*10*(4),447-486.

　　② 例如:Donohue,G. A.,Tichenor,P. J. & Olien,C. N.(1975). Mass media and the knowledge gap. *Communication Research*,*2*(1),3-23. ;Gandy,O. Jr & Waylly,M.(1985).The knowledge gap and foreign affairs:The Palestinian-Israeli conflict. *Journalism Quarterly*,*62*(4),777-783.

　　③ Becker,L. B. & Whitney,D. C.(1980). Effect of media dependencies:Audience assessment of government.*Communication Research*,*7*(1),95-120.

　　④ Gaziano,C.(1984). Neighborhood newspapers,citizen groups and public affairs knowledge gaps. *Journalism Quarterly*,*61*(3),556-599.

　　⑤ Viswanath,K.,Kahn,E.,Finnegan,J. R. Jr,Hertog,J. & Potter,J. D.(1993). Motivation and the "knowledge gap":Effects of a campaign to reduce diet-related cancer risk. *Communication Research*,*20*(4),546-563.

之间的知沟就更可能在此群体出现。① 因此这里的社区界限也可以超越地理空间意义上的社区,不仅涉及关于当地社区事件的信息,也涉及未必住在一个地理边界内的群体的信息。社区界限可以定义为既包括当地或地理接近性,也包括共享的特点或资源的连接,尽管大部分涉及社区界限的实证研究都采用接近性作为定义。

从更大范围来说,社区界限不仅依赖于个体动机或兴趣,也有赖于社区内权力和组织利益团体是否将一个事件定义(建构)为重要的,如何定义和建构该事件,以及社区成员在多大程度上认可这一定义和建构。② 媒介报道框架是一个涉及社会活动家、制度根源、新闻常规和文化理念等复杂过程的结果。正如 Gandy 和 Baron (1998)指出的,对一个事件的报道框架以及对它的注意,取决于政治家的行动或政策,并可能潜在影响着人们如何感知这一事件。③ 于是以上论断就超越了信息的效用这一个体层面的因素,因为社区界限是基于社会系统或子系统层面的相关性。从这种程度上说,一些群体内有影响力的积极分子会因为一个事件的可能结果和对其成员的影响而将一个事件定义为对社区成员相关的和重要的,所以知识差异不易出现。否则,差异就很可能出现。

总而言之,个体相关性和社区界限为知识获取的不同速度产生的内在机制提供了不同解释。个体相关性强调的是一个事件对个体的重要性和直接性的影响;而社区界限指的是一个话题是否对整个社区有意义。关于个体相关性已有许多实证研究加以验证,例如许多关于动机与社会经济地位在知沟形成过程中所起作用的研究都会涉及个体相关性,但关于社区相关性或者说社区界限的研究还相对较少。

6.1.2 社区关系对知沟的影响

社区关系这一概念在媒介研究文献中的使用较为缺乏一致性,学者们使用社区、整合、卷入、依附等概念与其互换使用。④ Viswanath 等人(2000)进一步从政治

① Viswanath,K. & Finnegan,J. R.(1996). The knowledge gap hypothesis:Twenty-five years later. In B. Burleson,*Communication Yearbook 19*. Thousand Oaks,CA:Sage. 187-227.

② Olien,C. N.; Donahue,G. A. & Tichenor,P. J.(1983). Structure,communication,and social power:Evolution of the knowledge gap hypothesis. In E. Wartella and D. Whitney(eds). *Mass Communication Review Yearbook*. Beverly Hills,CA:Sage.455-561.

③ Gandy,O.H. & Baron,J.(1998).Inequality. *Communication Research*,25(5),505-526.

④ Viswanath,K.,Kosicki,G. M.,Fredin,E. S. & Park,E.(2000). Local community ties, community-boundedness and local public affairs knowledge gaps. *Communication Research*,27 (1),27-50.

科学和社会学角度对社区关系这一概念进行了界定。政治科学视角中的社区关系聚焦于如何与社区机构组织、公民社会联结以产生社会资本,这种社会资本可以导致一种觉得自己很强大并对社区事务知识渊博的感觉。而社会学视野中的社区关系则是来源于(或涉及)对社区的投资,这种投资可使用居住在一个社区的年限来测量(因为居住年限与对当地社区的兴趣和社会关系显著相关),也可以使用财产所有权情况来测量,两种测量方式都是社区关系的重要指标。① 而学者们在从社区关系角度对知沟进行研究时,可能会根据不同的研究目的和数据的限制采用不同的社区关系概念测量方式。

无论从理论上看还是从实证角度来说,社区关系都是关于社区话题知识的重要潜在预测变量。相关研究显示,社区关系可以从两个方面减小知沟。一方面,社会学、政治学和大众传播学的研究结果显示,社区关系与媒体暴露密切相关。例如社会学家通常将报纸看作是将人们整合到社区和社会的重要手段。芝加哥学派的帕克(Robert E. Park)曾指出,个体的社区关系与报纸使用是联系在一起的,这反过来又维护和支持了这种关系。后来传播学者在此基础上加以修正,提出对媒体的订阅和使用与他们对所处社区的认同和依附是联系在一起的。② 之后的研究发现人们和不同社区子系统的关系与当地性、区域性和全国性媒体使用之间存在关系。例如 Finnegan 和 Viswanath(1988)的研究显示人们对当地社区报纸的暴露和使用与其邻居卷入、教堂出勤率、当地公民和政治事务卷入度有着正向相关。③ 虽然知沟假说提出,随着大众媒体信息流增加,不同社会经济地位群体获取知识的速度不一样,于是导致两者之间出现知沟,但如果某社区内成员能增加媒体使用,那么也会增加该社区内低社会经济地位群体知识获取的机会,从而与其他社区处于相同社会经济地位的人群相比有着更高的知识水平。在这里媒体暴露的提升是与人们的社区关系相联系而不是社会经济地位,从而可以减小不同社会经济地位群体间的知沟,因为社区并不是基于社会经济地位形成的(虽然也有一定联系)。另一方面,社区关系从以下角度来看也可以缩小知沟——作为组织群体的一部分会

---

① Viswanath, K., Kosicki, G. M., Fredin, E. S. & Park, E. (2000). Local community ties, community-boundedness and local public affairs knowledge gaps. *Communication Research*, 27 (1), 27-50.

② Viswanath, K., Finnegan, J. R. Jr, Rooney, B. & Potter, J. D. (1990). Community ties and use of newspaper and cable TV in a rural midwestern community. *Journalism Quarterly*, 67, 899-911.

③ Finnegan Jr, J. R. & Viswanath, K. (1988). Community ties and use of cable TV and newspapers in a midwest suburb. *Journalism Quarterly*, 65(2), 456-473.

让人感受到一种联结感、对自我效能的肯定和对社区相关议题的兴趣,而这些因素都与对知识的兴趣和获取相关。[①] 这种社区联结感也可以理解为一种社区整合度或凝聚力。McLeod 等人(1996)使用对一个社区的心理依恋作为社区整合度的测量维度之一,发现它与当地的政治兴趣和知识显著相关。[②] 还有学者发现教育和社区凝聚力(community cohesion)对知识有着显著正向影响,但对个体层面的参与影响较小。这里的社区凝聚力与社区关系这一概念比较接近,该文中作者采用社区信任(community trust)、社区关系(community ties)、社区满意度(community satisfaction)和社区接受度(community receptivity)几个指标测量社区凝聚力。研究发现,社区凝聚力是个人知识的重要正向预测变量,处于有凝聚力社区的居民有着更强的相互联系的感觉和社区精神,并且有着更紧密的关系以鼓励社会互动并提高信息流动和知识交互的速度,因此可以预期社区凝聚力将与更高的知识水平联系,从而缩小不同教育程度群体间的知识差距。[③]

除此之外,社区里的组织化社团是社区的重要资产。蒂奇诺团队指出组织化社团在以下方面的重要性:第一,在公共事务上动员成员和社区;第二,吸引当地媒体的注意并尽心报道;第三,向普通大众清楚描述公共事务的特殊定义。[④] 在社区组织里的成员关系不仅与媒体暴露有关,组织本身也会成为信源。Gaziano(1984)在研究社区报纸和组织活动时指出组织中的成员对特定话题的关注可能会成为潜在的知识平衡器。社区社团的成员会从环境中回忆起更多的信息,与不属于任何社团的成员相比,对社团群体的归属感提供了特殊类型的信息,使得成员易回忆起更多关于该话题的具体细节。[⑤] 因此,当社区居民以不同社团组织成员的身份获得对社区的归属感并与社区建立更加紧密的关系时,将有机会超越社会经济地位

[①] Viswanath,K.,Finnegan,J. R. Jr,Rooney,B. & Potter,J. D.(1990). Community ties and use of newspaper and cable tv in a rural midwestern community. *Journalism Quarterly*,67,899-911.

[②] 转引自:Viswanath, K., Kosicki, G. M., Fredin, E. S. & Park, E. (2000). Local community ties,community-boundedness and local public affairs knowledge gaps. *Communication Research*,27(1),27-50.

[③] Cho,J. & McLeod,D. M.(2007). Structural antecedents to knowledge and participation: Extending the knowledge gap concept to pariticipation. *Journal of Communication*,57(2),205-228.

[④] Tichenor,P. J., Olien,C. N. & Donohue,G. A.(1987). Effect of use of metro dailies on knowledge gap in small towns. *Journalism Quarterly*,64(2),329-336.

[⑤] Viswanath,K. & Finnegan,J. R.(1996). The knowledge gap hypothesis:Twenty-five years later. In B. Burleson,*Communication Yearbook 19*. Thousand oaks,CA:Sage.187-227.

的限制从更多信息渠道获取相关知识。

6.1.3　社区多元化对知沟的影响

　　大量研究发现不同社会经济地位群体的知识差异在大型的、多元化的社区里比在小型的、不太多元化的社区里更大。多元化在这里被定义为一个社会系统的差异化或专业化程度,它影响着信息在社区的不同部门间的扩散,通常与更大的社区规模相联系,代表着更加复杂的社会群体。[①]　具体来看相关研究结论,Viswanath(1991)的研究发现知沟的发展取决于社区结构,从历时性角度来看,随着媒体信息流入社区,知沟在小城市趋于闭合,在大的多元化城市趋于扩大。[②]　Viswanath 等人(1994)检测社区多元化在信息扩散中的作用,将社区多元化作为一个背景变量以研究三个社区中社会经济变量对一项心血管疾病预防项目的意识和名字回忆率的影响。在这个历时 5 年的 14 个调研中发现,在多元化社区中项目意识和名字回忆率扩散得较慢(相较于不太多元的社区),社区结构影响了社会经济地位与信息流动之间的关系。[③]　也有研究得出相反结论,例如明尼苏达心脏预防小组针对不同规模社区进行了两个分析,发现社区大小对健康话题知识差异无影响。[④]

　　学者对社区多元化程度对知沟的影响有着不同角度的解释。从信息扩散和社区社会系统研究角度来看,有两方面的社会结构变量影响着信息扩散:一方面是社区的社会人口构成;另一方面是社区的相对复杂性或多元化程度。信息扩散研究认为信息在社区里传播是以一种常规的模式进行的,这种模式主要取决于社会地理位置上所定义的群体构成(如年龄、性别和教育),社区内个体的群体成员属性影响了特定类型信息的显著性,也影响了使用大众媒体和其他传播渠道信息暴露的

---

　　① 　Viswanath,K.,Finnegan,J. R. Jr,Hertog,J.,Pirie,P. & Murray,D. M.(1994). Community type and the diffusion of campaign information. *Gazette*,54(1),39-59.

　　② 　转引自:Kang,Y.(2005). *Knowledge gap effect in health campaign evaluation*. Paper presented to International Communication Association. New York.

　　③ 　Viswanath,K.,Finnegan,J. R. Jr,Hertog,J.,Pirie,P. & Murray,D. M.(1994). Community type and the diffusion of campaign information. *Gazette*,54(1),39-59.

　　④ 　Gaziano,C.(1997). Forecast 2000:Widening knowledge gaps. *Journalism and Mass Communication*,74(2),237-264.

机会和路径,这些因素和新闻价值理念一起限制了社区内信息的扩散。[1] 媒体内容是大众媒介作为社会机构与其他机构之间复杂互动的结果。观众对媒介内容不仅以个体身份回应,也作为社会群体、机构成员回应。因此媒体效果不仅发生在观众间,也取决于这些观众的不同社会群体和机构成员身份。进一步说,个体使用媒介的方式受到媒体和其他社区中子系统之间互动的影响。[2] 这种观点也反映在知沟研究中——知沟研究传统观察到社区内社会子系统的特定特点(例如他们的相对复杂性和多元化程度)对信息扩散的影响。[3]

蒂奇诺曾提出一个结构模型,将结构性多元化作为一个重要的社区特点,为社区结构、知识水平和参与之间的关系解释提供理论依据。[4] 笔者进一步总结了在不同多元化程度下的社区特点(如表 6-2 所示),并结合蒂奇诺的观点加以详细分析。

表 6-2　不同多元化程度社区的特点

项目	多元化程度高的社区	多元化程度低的社区
社区特点	异质化、混杂	同质化
信息提供方面	更丰富的信息环境	信息较为贫乏
组织机构特点	多,竞争激烈	少,竞争较少
人口密度	高	低
人均收入	高	低
教育程度	高	低
社区内冲突	大	小
经济差距	大	小
人际传播	较少	较为频繁

从表 6-2 所总结的特点出发,关于社区多元化程度对知识获取及知沟大小的影响有两种不同观点。一种观点认为,高度多元化(异质、混杂)的社区通常以高人

[1]　De Fleur,M. L.(1987). The growth and decline of research on the diffusion of the news, 1945-1985. *Communication Research*,14(1),109-130.

[2]　Ball-Rokeach,S. J.(1985). The origins of individual media-system dependency a sociological framework. *Communication Research*,12(4),485-510.

[3]　Gaziano,C.(1983). The knowledge gap:An analytical review of media effects. *Communication Research*,10(4),447-486.

[4]　Tichenor,P. J., Donohue,G. A.& Olien,C. N.(1973).Mass Communication Research: Evolution of a structural model. *Journalism Quarterly*,50(Autumn),419-425.

口密度、高教育程度和高人均收入为特点,在经济基础结构方面也存在差异,在多样化群体中为争夺权力表现出更大的冲突,而这种冲突会刺激知识和参与水平的提高。而一些研究也发现一个系统内部的冲突或争议也许会提高具体相关信息的显著度和兴趣,从而让知识在高低社会经济地位群体间平等分布。[①] 可见以上分析主要从社区多元化带来的冲突加剧从而可以形成更加丰富的信息流角度来解释不同多元化程度社区之间的知识差异。另外,这类社区中的个体趋于获得更广范围的新闻和信息,从而进一步丰富知识和提升参与度。相反,同质化的社区有着更低的人口密度、较低的教育程度和较低的人均收入,经济方面的差异较小。这些以形成合意为导向的社区对冲突的接受度低,再加上信息流水平较低,这些因素都会导致更低的知识水平和参与度。人口密度是社区多元化程度的重要指标,大型的、人口密度大的社区会有着更多样化、异质性的结构,于是这些群体会容纳更大的社会、经济、种族多样性和产生更多冲突。这种异质性也鼓励媒体从不同的观点和视角报道更多的社区事件。于是,高密度的社区就会提供更丰富的信息环境,这反过来鼓励公民对社区事件更加关注,从而促进知识获取。社会网络中强连接和弱连接的观点也从一定程度上解释了社区结构性因素对知识获取的影响。弱连接的价值在于——缺乏弱连接的个体将会被剥夺从这个社会系统遥远距离获取信息的可能性,被限制在自己的地域性新闻和亲密朋友的观点之中。从宏观社会的观点来看,新闻观点和信息在缺乏弱连接的社区里会流动得较慢,假如一个社区的弱连接可以随着人口密度的增加而增加,那么就预测在一个人口密度较大的社区将会获得更多知识。在教育程度高的社区,信息流动更加丰富和饱和,知识水平也会更高。

但另一种观点认为,从社区结构来看,在大型的多元化社区有着更加多样化的机构、组织和利益团体以及竞争力较强的传播系统,它们有潜能去分散公众,提高信息竞争力,从而提高公众从整个信息流中分心的可能性。这些现象的结果就是对传播系统中任何单一信息暴露和注意方面的约束较小(相对而言,在竞争小的小型社区中存在着更多的限制和约束)。另外,大型社区虽然整个可获信息更多,但群体间和媒体渠道间对公众注意的激烈竞争也许会减慢信息(特别是非争议信息)的流动(相较于同质化、小型的社区)。于是大型多元化社区的专业性、复杂性和竞争会限制社区成员间平等的信息扩散,从而使得在这类非正式交往较少的大型社

---

① Donohue, G. A., Tichenor, P. J. & Olien, C. N.(1975). Mass media and the knowledge gap. *Communication Research*, 2(1), 3-23.

区,知沟不容易被抵消。除此之外,在高度多元化的社区,因为群体间争论会更大,这些争论会在更加正式的公开场合进行讨论,并在当地媒体中得到报道,这一原因也会使得知沟扩大。小型的、不太复杂的社区特点是有着更多的人际互动、服务可获性较为有限、提供的服务不太专业化以及较小范围的利益团体竞争。[①] 这类社区主要依赖人际传播网络,成员间比较熟悉,人际交流多,从而导致更广的信息传播,会抵消大众媒体造成的知沟,同时在小型社区,因为相对较少的传播渠道、较少的传播系统噪声干扰和更少的竞争兴趣使得居民不会因此分心。[②] 从权力集中程度对知沟的影响来看也支持知沟在多元化程度高的社区更容易扩大,而在多元化程度低的社区更易缩小。因为在多元化程度低、权力集中程度较高(领导者较少)的社区有较多的信息传播渠道,所以信息流动较有效,从而导致较小的知沟(相较于多元化程度高、权力集中程度较低的社区)。[③]

从以上分析可以看出,第一种观点强调多元化程度高的社区其整体知识水平比多元化程度低的社区提升更多,第二种观点强调多元化程度较高的社区内部知识差异会比多元化程度低的社区大。虽然两种观点都有一定的理论作为依据,但实证研究显示,大部分结论都支持在多元化社区里知沟更易出现(具体研究及结果可参见表 6-1)。

6.1.4　本书采用的研究框架和研究假设的提出

前面的文献综述为了分析较为清晰地厘清社区结构对知识获取的影响,将社区结构变量分成了社区界限、社区关系和社区多元化程度几个维度,而在实际研究当中,这几个维度的变量通常是相互联系的,有的研究也会同时涉及多个变量。例如,Cho & McLeod(2007)的研究同时分析了社区人口密度(社区多元化程度指标)和社区凝聚力(社区关系)对政治知识与政治参与的影响。[④] Viswanath 等人

①　转引自:Viswanath,K.,Finnegan,J. R. Jr,Hertog,J.,Pirie,P. & Murray,D. M.(1994). Community type and the diffusion of campaign information. *Gazette*,54(1),39-59.

②　Viswanath, K., Kahn, E., Finnegan, J. R. Jr, Hertog, J. & Potter, J. D. (1993). Motivation and the "knowledge gap": Effects of a campaign to reduce diet-related cancer risk. *Communication Research*,20(4),546-563.

③　Rucinski, D.(2004). Community boundedness, personal relevance, and the knowledge gap. *Communicaton Research*,31(4),472-495.

④　Cho,J. & McLeod,D. M.(2007). Structural antecedents to knowledge and participation:Extending the knowledge gap concept to pariticipation. *Journal of Communication*,57(2),205-228.

（2000）的研究则涉及了社区关系和社区界限对知识获取的影响。以社区关系和社区多元化程度为例，个体对社区系统的卷入（社区关系的测量指标之一）也取决于社区结构。在大的、异质化的社区更可能出现一些不同的利益团体或社区里的社区（相较于在小的、同质化的社区）。因为专业性和异质性，人们更可能依赖大众媒体子系统以获取信息，并与更复杂的社区互动。而在小型的、同质化的社区，社区关系更加当地化，卷入方式更加互动，媒体子系统（特别是当地报纸）更易被看作是社区财产。① 可见，社区多元化程度对社区关系的塑造起着非常重要的作用，这两个维度的社区结构变量是相互影响的。

除了社区结构外，还有一个重要而少有研究的问题就是政治和经济力量、报纸发行、专业化媒体更加占据主导、电子媒体越来越城市化集中后对社区的影响。这些问题都与知识获取有关，但其对知沟的进一步影响我们仍知之甚少。一些证据显示，尽管教育程度是更根本的原因，但州府居民仍在州内政治话题上的知识更加渊博，相较于其他地区（特别是郊区）。城市环境里的媒介富裕性将对政治知识的获取有很大帮助，就算政治兴趣水平很低时也可以通过被动学习减小知沟。以美国的报业为例，大城市的报纸营销和分销系统改变了媒体贫富分布，有助于借助不同城市的媒体缩小知沟。许多报纸在不太富有的农村地区取消了发行，而中心城市地区则因广告主压力，迫使他们传播更加有吸引力的、针对上层观众的信息。大城市的报纸因成本变高、生存压力等因素提升了发行价格，在低收入地区则因更低的价格和更广的可获性提高了阅读率，从而在某种程度上扩大大城市里不同教育程度群体间的知沟。②

综合以上分析，本书选取北京、合肥健康和癌症信息调查数据探讨在大城市（以北京为代表）和中小城市（以合肥为代表）在癌症知识上是否存在知沟，以验证社区结构对基于教育程度的知沟大小的影响。如果以社区为单位进行分析，样本量通常较小，会影响到某些统计结果的合理性。例如有学者以 40 个社区为样本研究社区层面因素对知沟的影响，结果许多变量之间 β 系数虽然较大，但从统计意义

---

① Viswanath，K.，Kosicki，G. M.，Fredin，E. S. & Park，E.（2000）. Local community ties，community-boundedness and local public affairs knowledge gaps. *Communication Research*，27（1），27-50.

② Gaziano，C.（1997）. Forecast 2000：Widening knowledge gaps. *Journalism and Mass Communication*，74（2），237-264.

上说却不显著①，从一定程度上影响了研究的结论。因此本书从更加宏观的社区环境角度来分析社区结构对知沟的影响，选择北京、合肥作为更广泛的社区环境背景对其知沟进行对比。北京作为中华人民共和国首都，是全国的政治、文化、国际交流中心和第二大经济中心，可以看做是社区多元化程度较高的典型代表，而合肥可以看做是中小型城市的代表。同时考虑到所掌握数据的限制以及这一领域学者对社区结构中多元化变量的强调②，本书将主要从社区多元化程度这个视角探讨社区结构对知沟形成的影响。出于以下原因，关于社区里话题的争议程度、话题在特定社区的显著度等因素都将不予考虑：本书对知沟现象研究的切入点是癌症话题，因为不涉及癌症高发地区，因此我们假定其在北京和合肥社区的显著度都是一样的，并且不存在争议。同时，从以上分析也可以看出，社区结构是个较为复杂的概念，在一些研究里会涉及多个社区结构概念，并且这些概念之间也有相通的地方。本书也不具体测量社区关系、社区界限等变量对知沟的影响，而是将这些概念内隐于多元化概念中。例如 Person 的研究发现知识与居住年限、政治活动和组织成员关系有关，这更多的是体现一种社区关系，但这种关系的大小在城市、农村以及大城市间是不同的。③

除此之外，从国内相关研究来看，城乡健康知沟现象已经引起了我国学者的关注，例如卢路的研究显示，在我国城市人口随着媒体接触频率的提升会获得更多的预防癌症知识（相较于农村人口），但这仅能证明我国城乡之间存在显著的癌症知识水平差异，而不能证明基于教育程度的知沟在城市比在农村更大——后者才是知沟研究框架所强调的重点。基于以上原因，本书将重新对城乡癌症知沟进行分析，同时我国的国情显示在我国不光存在城乡发展不平衡现象，各地农村的发展也极不平衡，因此也将对北京和合肥农村间的癌症知沟进行探讨。

以上研究可以说已经包含着不同社区界限（地理区域）和社区关系对知沟的影响比较，同时也涵盖了媒体接触频率对知沟形成的重要作用，因为大型多元化程度高的社区其媒介资源比小型、不太多元化社区更丰富，从而增加了不同教育程度群体接触媒介信息的可能性。因此不同社区结构下知沟的比较实际上也是在比较不

---

① Cho, J. & McLeod, D. M. (2007). Structural antecedents to knowledge and participation: Extending the knowledge gap concept to pariticipation. *Journal of Communication*, 57(2), 205-228.

② 关于这一点将在下文的论述中得到强调。

③ 转引自：Viswanath, K., Kosicki, G. M., Fredin, E. S. & Park, E. (2000). Local community ties, community-boundedness and local public affairs knowledge gaps. *Communication Research*, 27(1), 27-50.

同媒介报道量下知沟的大小。

综上,在前文分析基础上,在此以癌症知识水平作为因变量,被调查者所属区域——共四个水平:北京城区、北京农村、合肥城区、合肥农村——作为自变量,提出如下假设:

H1:在不同多元化程度的城市之间存在着显著的癌症知识差异。

H2:在不同多元化程度的农村之间存在着显著的癌症知识差异。

H3:在不同多元化程度的城乡之间存在着显著的癌症知识差异。

H4:在多元化程度高的城市,不同教育程度群体间的知沟要大于多元化程度低的城市。

H5:在多元化程度高的农村,不同教育程度群体间的知沟要大于多元化程度低的农村。

H6:在多元化程度高的城市,不同教育程度群体间的知沟要大于多元化程度低的农村。

6.2　北京、合肥社区结构背景对比

6.2.1　北京、合肥社区多元化程度比较

表 6-3 显示了北京和合肥(含城乡)各多元化指标的构成情况[①]。从表中可以看出,无论是人口密度还是人均 GDP 等多元化程度指标,北京地区均高于合肥地区。特别是从各教育程度人口所占比例来看,北京地区高学历人口(大专及以上)所占比例均高于合肥地区,低学历人口(高中及以下)所占比例均低于合肥地区。可见,北京地区的社区多元化程度要高于合肥地区。

---

① 因为农村相关数据缺失较多,在此不再分别比较不同地区农村/城市之间的多元化程度(除收入指标)。

表 6-3　北京、合肥社区环境多元化程度比较

		北京	合肥
人口密度①		1 262 人/平方公里	652 人/平方公里
人均城镇居民可支配收入		36 469 元	25 434 元
人均纯收入(农村)		7 917 元	9 081 元
人均 GDP		87 475 元	54 997 元
教育程度	小学所占比例(%)	11.06	16.41
	初中所占比例(%)	32.49	38.24
	高中所占比例(%)	22.34	24.56
	大专所占比例(%)	12.73	10.23
	大学所占比例(%)	16.22	8.76
	研究生所占比例(%)	3.10	1.80

注:因为北京、合肥健康与癌症信息调查于 2012 年进行,因此表中数据也选择 2012 年数据。
数据来源:北京统计年鉴、合肥统计年鉴。②

　　因为不同社区背景下人们所属的社团数量也是一个判断多元化程度的重要指标,因此对北京和合肥居民所属的社团数量均值进行了对比。表 6-4 显示,所属社团最多的是北京城区($M=1.15$),其次为合肥农村($M=1.11$)、合肥城区($M=0.75$)、北京农村($M=0.70$)。同时方差分析也显示至少有一个地区与其他地区的社团数量相比差异显著($F=72.39,p<0.001$)。文献综述部分提到,多元化社区居民会从属于更多的社团、组织、机构,从而扩大了人际交往和信息获取的范围。但以上分析结果却显示,合肥农村居民所属的社团组织机构却高于合肥城区和北京农村,而按照人口密度、人均 GDP 等社区结构多元化指标,合肥城区和北京农村的多元化程度都要高于合肥农村,这一研究结果就与已有研究不一致,有待于今后相关研究进一步加以分析。

　　①　因为没有农村和城市分别的数据,所以是总人口密度(包括农村和城市)。
　　②　网址分别为:北京 http://www.bjstats.gov.cn/;合肥 http://tjj.hefei.gov.cn/n7216006/
n9376603/n9377097/n9377118/n31164244/35016345.html。

表 6-4 北京与合肥居民所属社团均值对比

	个案数	平均值	标准偏差	标准错误	平均值的95%置信区间		最小值	最大值
					下限	上限		
北京城区	648	1.1451	0.70586	0.02773	1.0906	1.1995	0.00	4.00
北京农村	660	0.6985	0.73808	0.02873	0.6421	0.7549	0.00	4.00
合肥城区	630	0.7524	0.83387	0.03322	0.6871	0.8176	0.00	6.00
合肥农村	600	1.1117	0.41971	0.01713	1.0780	1.1453	1.00	5.00
总计	2 538	0.9236	0.72382	0.01437	0.8954	0.9517	0.00	6.00

注: $F = 72.39$, $p < 0.001$。

6.2.2 北京、合肥媒介环境比较

不同的社区多元化环境决定了其内在的媒介子系统差异,因此本章从媒介发展情况角度,根据中国传媒发展指数(CMDI)所提供的排名情况,以安徽省的数据为代表与北京做一个简要的对比(因为该指数排名不涉及直辖市以外的市级城市)。表 6-5 显示,安徽省与北京市的传播发展状况相比存在较大差距,其总指数排名远远落后于北京市,除传媒业生产能力外,在盈利能力、受众对媒介的消费能力、广告竞争能力和媒介发展环境方面都落后于北京市。这意味着两个地区的居民即使处于同样的社会经济地位,其所处的媒介环境带给他们知识获取的机会也是具有较大差异的,这就暗示了基于社会经济地位的知沟在两个地区有着不同的表现形式和作用机制。

表 6-5　北京与安徽传媒发展总指数得分、单项指数得分及其在全国的排序

	CMDI(2014)总指数与单项指数得分及排序										
	总指数排名		生产指数		盈利指数		受众消费指数		广告竞争指数		媒介环境指数	
	得分	全国排名	得分	全国排名	得分	全国排名	得分	全国排名	得分	全国排名	得分	全国排名
北京	100	1	46.97	25	84.23	2	100	1	100	1	96.57	2
安徽	60.8	21	67.09	14	50.48	17	43.95	29	50.99	22	47.66	16

注:此表为 2012 年数据。

数据来源:喻国明(编).(2014).《中国传媒发展指数报告》.北京:中国人民大学出版社.

结合前文的分析,即北京地区和合肥地区代表着不同多元化程度的区域,北京在人口密度、人均 GDP、总体教育程度等方面都明显高于合肥,因此具有高度多元化的特点,而合肥相对北京来说则属于多元化程度较低的地区。因此我们推论北京城区的多元化程度高于合肥城区,北京农村的多元化程度高于合肥农村,北京城区的多元化程度高于北京农村,合肥城区的多元化程度也高于合肥农村,并在此基础上对研究假设加以验证。

6.3　研究假设的验证

先来总体比较一下北京、合肥城区与农村的癌症知识得分情况。表 6-6 显示,得分最高的是北京城区($M=4.16$),其次为合肥城区($M=3.86$)、北京农村($M=3.72$),合肥农村($M=3.38$)。同时方差分析也显示以上四个地区中至少有一个地区与其他三个地区的癌症知识水平差异是显著的($F=19.329,p<0.001$)。因为接下来还会对两个地区的城市之间、农村之间以及城乡之间进行对比,这里就不再两两比较以检测以上四个地区的具体差异情况。同时,由于知沟假说的研究框架强调的是在不同媒体报道量下社会经济地位对知识获取的影响,所以以上结论不能就此证明不同多元化程度的城市、农村以及城乡间存在由教育程度引起的癌症知沟,我们还需要对此进一步加以检验。

表 6-6　北京与合肥癌症知识得分均值比较

	个案数	平均值	标准偏差	标准错误	平均值的 95%置信区间		最小值	最大值
					下限	上限		
北京城区	660	4.1561	1.83083	0.07126	4.0161	4.2960	0.00	10.00
北京农村	662	3.7160	1.89936	0.07382	3.5711	3.8610	0.00	10.00
合肥城区	645	3.8651	1.75134	0.06896	3.7297	4.0005	0.00	10.00
合肥农村	600	3.3783	1.89680	0.07744	3.2263	3.5304	1.00	9.00
总计	2 567	3.7877	1.86460	0.03680	3.7155	3.8599	0.00	10.00

注：$F = 19.329$，$p < 0.001$。

6.3.1　不同多元化程度城市之间癌症知沟的比较

以城市区域、教育程度为自变量、城市＊教育程度为交互变量，癌症知识水平为因变量的双因素方差分析结果见表 6-7。当比较两个城市的癌症知沟时发现，仅有教育（$F = 6.607$，$p < 0.001$）的主效应很显著，而两个城市之间的癌症知识水平差异并不显著，因此 H1 没有得到证明，也就是说不同多元化程度城市之间的癌症知识水平差异不显著。再来看城市区域对基于教育程度的癌症知沟的影响，教育程度与城市区域之间的交互作用不显著，意味着由教育程度引起的知沟在不同多元化城市是一样的，因此假设 H4——在多元化程度高的城市，不同教育程度群体间的知沟要小于多元化程度低的城市——没有得到证明。可见，生活在不同经济、政治、文化环境下，同样教育程度群体获取的癌症知识基本是一样的，不会因为在多元化社区结构下，媒介资源的丰富、各社会团体的支持等因素而获得更多的癌症知识。

表 6-7　不同多元化程度城市的癌症知沟比较

源	Ⅲ类平方和	自由度	均方	F	显著性
纠正模型	77.131	5	15.426	4.846	0.000
	13 248.514	1	13 248.514	4 162.317	0.000
教育程度	42.063	2	21.031	6.607	0.001
城市区域	7.213	1	7.213	2.266	0.132
教育程度＊城市区域	7.767	2	3.883	1.220	0.296
误差	4 134.673	1 299	3.183		
总和	25 220.000	1 305			
纠正总和	4 211.804	1 304			

6.3.2　不同多元化程度农村之间的癌症知沟比较

北京农村和合肥农村也有着不同的多元化程度,北京农村代表着多元化程度高的农村,合肥农村代表着多元化程度低的农村。通过以农村区域、教育程度为自变量、农村＊教育程度为交互变量,癌症知识水平为因变量的双因素方差分析结果见表 6-8。该表显示,仅有教育程度($F=13.171$,$p<0.001$)对癌症知识的主效应效果显著,农村区域对癌症知识的主效应不显著。从而否定了假设 H2,因此在不同多元化程度的农村之间不存在着显著的癌症知识差异。

表 6-8　不同多元化程度农村的癌症知沟比较

源	Ⅲ类平方和	自由度	均方	F	显著性
纠正模型	171.237	5	34.247	9.766	0.000
	10 724.772	1	10 724.772	3 058.390	0.000
教育程度	92.371	2	46.185	13.171	0.000
农村区域	0.094	1	0.094	0.027	0.870
教育＊农村区域	51.142	2	25.571	7.292	0.001
误差	4 404.380	1 256	3.507		
总和	20 529.000	1 262			
纠正总和	4 575.617	1 261			

教育程度与不同区域农村的交互变量对癌症知识的影响也很显著。图 6-1 更

加直观地显示了教育程度和农村区域之间的交互作用。从该图可以看出,在合肥农村,随着癌症知识的提升,其癌症知识提升的速度要快于北京农村,因此,在合肥农村不同教育程度群体之间的癌症知识水平差异更大,因此在多元化程度低的农村其基于教育的知沟更大。从而否定了假设 H5,因此在多元化程度低的农村,不同教育程度群体间的知沟要大于多元化程度高的农村。

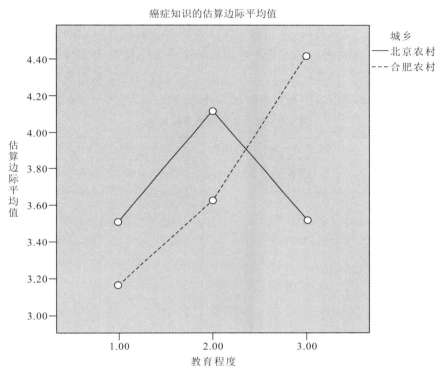

图 6-1　教育程度与不同区域农村的交互作用

6.3.3　不同多元化程度城乡之间的癌症知沟比较

受我国国情的影响,本章节还将继续比较不同社区结构下城乡之间的知沟。上文的癌症知识得分均值比较显示,在北京农村与合肥城区之间不存在显著的癌症知识差异,这可能是因为受不同地理区域政治、经济、文化发展程度的限制,使得城乡差异在不同地区的比较不具有意义——北京和合肥经济发展水平差异较大,传媒发展水平和媒介环境上差异也很大,因此综合分析北京、合肥城市与北京、合肥农村之间的癌症知沟可能无法得出较为合理的结论。所以在此分别对北京的城乡知沟和合肥的城乡知沟加以分析,这样可以更好地控制政治、文化等因素的干扰,从而更能体现出多元化程度这一社区结构变量对知沟的影响。同样采用双因素方差分析,对教育程度、城乡、教育 * 城乡与癌症知识水平之间的关系进行检验,结果见表 6-9 和表 6-10。

表 6-9 显示,北京地区的城乡($F = 5.457$,$p < 0.05$)、教育程度($F = 9.630$,$p < 0.001$)对癌症知识的主效应效果显著,但城乡变量和教育程度变量之间的交互作用并不显著。也就是说,虽然北京地区的城市和农村人口之间癌症知识水平差异显著,但这一地区的居民不管是城市人口还是农村人口,其基于教育程度的癌症知识水平差异是一样的,不会因为享受了北京市区的优质媒介资源或因其他优势的惠泽而使得北京市区不同教育程度群体间的癌症知沟大于农村地区。

表 6-9　北京城乡的癌症知沟比较

源	III 类平方和	自由度	均方	F	显著性
纠正模型	143.865	5	28.773	8.389	0.000
	12 283.619	1	12 283.619	3 581.397	0.000
教育程度	66.060	2	33.030	9.630	0.000
城乡	18.718	1	18.718	5.457	0.020
教育程度 * 城乡	12.966	2	6.483	1.890	0.151
误差	4 513.670	1 316	3.430		
总和	25 135.000	1 322			
纠正总和	4 657.535	1 321			

再来看合肥城乡之间的癌症知沟现象。表 6-10 显示,不同教育程度群体间癌症知识水平差异显著($F = 15.449$,$p < 0.001$),而合肥城乡之间的癌症知识水平差异并不显著。这意味着地处合肥的居民,不管是城市人口还是农村人口,其癌症知识水平是一样的。但教育程度和城乡变量之间的交互作用显著($F = 3.148$,$p < 0.05$),图 6-2 进一步清楚显示了合肥城乡居民癌症知识水平随教育程度变化情况。斜率越大,说明癌症知识水平随自变量变化幅度越大。从该图可以看出,合肥农村居民因教育程度上升而癌症知识水平提升幅度比城市居民更大,因此在合肥农村不同教育程度群体间的癌症知识差异要大于合肥城市。

表 6-10　合肥城乡的癌症知沟比较

源	Ⅲ类平方和	自由度	均方	F	显著性
纠正模型	178.657	5	35.731	10.998	0.000
	11 548.276	1	11 548.276	3 554.522	0.000
教育程度	100.382	2	50.191	15.449	0.000
城乡	1.880	1	1.880	0.579	0.447
教育程度 * 城乡	20.454	2	10.227	3.148	0.043
误差	4 025.383	1 239	3.249		
总和	20 614.000	1 245			
纠正总和	4 204.040	1 244			

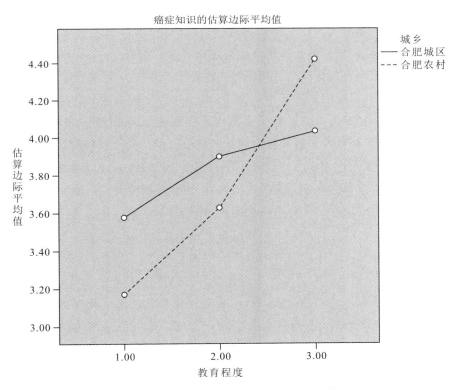

图 6-2　教育程度与合肥城乡之间的交互作用

综上,北京地区的城乡癌症知识水平差异显著,但合肥地区的城乡癌症知识水平没有发现显著差异,因此假设 H3(在不同多元化程度的城乡之间存在着显著的癌症知识差异）部分得到证明。而在北京城乡与教育之间的交互作用不显著,合肥城乡与教育之间的交互作用虽然显著,但具体作用方式与假设 H6 相反,因此否定了假设 H6。研究假设 H6 预测,在多元化程度高的城市,不同教育程度群体间的知沟要大于多元化程度低的农村,但结果却发现在北京城市和北京农村基于教育程度的知沟大小没有差别,但在合肥城市居民不同教育程度群体间的癌症知沟要比农村居民的小,与笔者的假设正好相反。

6.4　社区结构对知沟的影响分析

本章节的主要目的是检测社区结构对不同社会经济地位群体癌症知识水平的影响,虽然无法涵盖所有的社区类型,但仍然在具有典型特点的北京、合肥检测了不同多元化程度社区环境下知沟现象的表现形式及其原因。

研究显示,不同多元化城市之间虽然癌症知识水平差异显著,但多元化程度并不会影响基于教育程度的知沟。也就是说,多元化程度较高的城市因为有着更为丰富的信息环境,同时人口密度较大也加快了信息的流动,从而促进知识获取,使得其整个知识水平都要高于多元化程度低的城市。但是同一教育程度群体获取的知识总量在不同多元化程度的社区环境下却没有显著差异,这可能是由于天花板效应的存在,北京市虽然有着更大的人口密度、更佳的媒介环境等有利于信息流动的条件,但人们很难从这些优势中再获得更多的知识,这从一定程度上控制了该地区不同教育程度群体之间的知沟,使其没有进一步扩大。总之,在多元化程度较高的城市,不同教育程度群体之间的知沟并没有比多元化程度低的城市更大。

不同多元化结构下农村之间并不存在显著的癌症知识水平差异。从多元化程度对基于教育的知沟大小的影响来看,与我们预期相反的是合肥农村不同教育程度群体之间的癌症知识水平差异要大于北京农村。这可能是因为前文的分析显示,合肥农村居民所参与的社团较多(位列第 2,仅次于北京城区),增加了信息环境的丰富性,提高了整个群体的整体癌症知识水平,但不同教育程度群体从这一信息流中提升知识的速度却不一样,从而扩大了基于教育程度的知沟。

从城乡之间的癌症知沟来看,出现了不一致的结论。在北京城乡之间存在显著的癌症知识水平差异,而在合肥城乡之间没有显著的癌症知识水平差异。而关于城乡癌症知沟大小的比较也得出了不一致的结论。在北京城乡之间基于教育程度的癌症知沟大小没有显著差异,而多元化程度低的合肥农村其不同教育程度群体的癌症知识差异要大于合肥城区,与我们的预期不符。原因可能在于北京城乡之间在组织机构、利益团体的数量以及传播系统方面都存在巨大差异,北京市区居民相较于北京农村居民有着更佳的机会去获取各种知识,因此两个地区的癌症知识水平得以拉开。并且北京市区各教育程度群体从这些机会中获取知识的速度是相当的,从而没有扩大基于教育程度的知沟。而合肥农村还是由于刚才提到的原因,其居民所属社团较多,人际讨论的增多导致更广的信息传播,从而使得其知识水平得以提升,基本赶上了合肥城区居民的知识水平。同时,不同教育程度群体获取知识的速度却不一样,教育程度高的群体以更快的速度获取知识,从而扩大了基于教育的知沟。因此虽然合肥农村的社区多元化程度不高,但其基于教育程度的知沟反而比合肥城区更大。同时,也可能是因为在高度多元化(异质、混杂)的社区有较高的人口密度、教育程度和人均收入,在多样化群体中为争夺权力表现出更大的冲突,从而提高具体相关信息的显著度和兴趣,让知识在高低社会经济地位群体间平等分布,因此在多元化社区结构下不同教育程度群体间的知沟反而比多元化程度低的社区更小。

以上研究倾向于支持在多元化程度低的地区其基于教育程度的知沟要大于多元化程度高的地区,不管是从城乡之间还是从农村之间的比较来看。从背后可能原因的分析发现居民所属社团的多少是个重要的潜在影响因素,今后关于社区结构和知沟关系的研究可以从中找到突破口以获得更深入的了解。部分地区的城乡知沟显著而部分地区并不存在城乡知沟,这从侧面暗示了具有中国特色的城乡知识差异问题受到许多潜在因素的影响,而不光是社区多元化程度而已。如果能够让当地居民有着更多的社团组织机构可以依赖,那么将有更多的信息渠道可以获取知识,从而提高整个社区的知识水平,但与此同时也要警惕不同社会经济地位群体从中获取知识的速度不一样,从而拉大社区内部不同社会经济地位群体间的知识水平差异。

6.5　本章小结

由于社区结构变量的多维性,本章首先总结了已有相关研究的主要成果,发现知沟研究领域的学者们主要是从社区界限、社区关系、社区多元化程度等几个维度的社区结构变量来探讨其对知沟现象的影响。其中,社区界限指的是一个事件或话题对特定社区的重要性,如果某事件或话题对于一个社区具有高度的相关性/重要性,那么在这个社区里基于教育程度的知沟就不太容易出现(虽然关于这一点的实证研究结果不太一致)。社区关系这一概念在媒介研究文献中的使用较为缺乏一致性,学者们使用社区、整合、卷入、依附等概念与其互换使用。政治科学视角中的社区关系聚焦于如何与社区机构组织、公民社会联结以产生社会资本;而社会学视野中的社区关系则主要是指对社区的投资,这种投资可用居住年限或财产所有权来测量。社区关系因为与媒体暴露密切相关,同时也会让人感觉到一种联结感、对自我效能的肯定和对社区相关议题的兴趣,从而对知识获取产生影响。社区多元化程度指的是一个社会系统的差异化或专业化程度,它影响着信息在社区的不同部门间扩散,通常与更大的社区规模相联系,代表着更加复杂的社会群体。关于社区多元化程度对知沟的影响研究结论不够一致,但大部分研究仍支持不同社会经济地位群体的知识差异在大型的、多元化的社区里比在小型的、不太多元化的社区里更大。

　　接下来,笔者结合以上 3 个社区结构变量,假设癌症知识对不同社区的相关性或重要性是一样,并将社区关系内含于多元化这一核心概念,将多元化程度作为比较不同城市、不同农村以及城乡之间癌症知沟的一个理论依据,以提出如下假设:不同多元化程度的城市之间、农村之间以及城乡之间均存在显著的癌症知识差异,在多元化程度更高的城市、农村其癌症知沟要大于多元化程度较低的城市、农村,同时多元化程度较高的城市其癌症知沟也大于多元化程度较低的农村。

　　以上研究假设仅有部分得到了验证。具体来看,仅在北京城乡之间发现了显著的癌症知识差异,而北京市和合肥市之间、北京农村和合肥农村之间以及合肥城乡之间均没有发现显著的癌症知识水平差异。在多元化程度较高的农村,由教育程度差异引起的癌症知沟要小于多元化程度较低的农村;在多元化程度较高的合肥城区其基于教育程度的癌症知沟也小于多元化程度较低的合肥农村。而在不同多元化程度的城市之间(本书中的北京市和合肥市)其基于教育程度的癌症知沟无显著差异,在不同多元化程度的北京城区和北京农村,不同教育程度群体间的癌症知识差异也相当。

　　笔者进一步对形成以上研究结论的原因进行了深入分析。原因可能主要在于所属社团数量的差异,合肥农村居民所属社团的平均数量仅次于北京城区,这可能增加了获取信息的渠道,并提升获取到的信息总量,但教育程度高的群体从中获取知识的速度却快于教育程度低的群体,从而使得合肥农村地区整体癌症知识水平与合肥城市相当,其基于教育程度的知沟也大于合肥城市和北京农村。

第 7 章 结 语

西方从大众传播角度对公众健康议题所进行的传播学研究主要有两大视角，一是运用心理学、社会学、宣传学等学科的相关概念、理论和模型，评价大众传媒在公共健康教育中的影响和效果，探讨如何选择具有说服力的健康运动信息，从而引导目标受众主动获取健康信息以及进行健康咨询，并最终促使其态度与行为发生转变[①]；二是从批判学派立场出发，分析健康议题如何被媒体定义和建构，从而探讨各利益集团在大众传播媒介上对话语权的争夺及媒体如何把握其中的平衡。[②]可见，知沟研究既可以涉及第一种理论视角，也能够延伸到对第二种视角的补充上。一方面，知沟假说研究的正是大众媒体在各种信息传播运动中的作用，具体到健康领域，可用于评价健康信息传播运动的效果，特别是用于评价运动所要传递的核心概念知识（如健康的生活方式、疾病预防、防癌筛查等）是否在运动进行后有所提升。另一方面，知沟假说特别强调的一点是大众媒体对不同社会经济地位群体产生的传播效果是不一样的，大众媒体的信息流越丰富，不同社会经济地位群体间的知识不平等现象也许会更加恶化，并进而潜在地影响到其他社会不平等现象的形成，从而带有了批判的色彩。知沟根源于社会沟（在过去 20 年迅速扩大），这对受社会和经济变化负面影响的群体而言特别严重，因为这一群体在传统上也最易成为信息贫困者。知识（对公众重要的知识）的不平等分布模式虽然没有显示出随时间流逝而更加不平等的现象，但也没有缩小。[③]因此我们应该从如何缩小知沟的角度出发，在中国这一发展中的亚洲国家，在社会、经济、文化发展极不平衡的现实背景下重新检测知沟，从而不断

[①] Pickle, K., Quinn, S. C. & Brown, J. D. (2002). HIV/AIDS coverage in black newspapers, 1991-1996: Implications for health communication and health education. *Journal of Health Communication*, 7(5), 427-444.

[②] 卢路(2010). "知识沟假设"在我国城乡癌症传播中的实证研究. 第五届中国健康传播大会. 北京.

[③] Gaziano, C. (1997). Forecast 2000: Widening knowledge gaps. *Journalism and Mass Communication*, 74(2), 237-264.

丰富知沟假说的理论研究框架,并对现实环境具有更多的指导意义。

具体到癌症知识上,癌症发病率、死亡率与社会经济地位、种族间复杂而强大的关系背后的原因之一就是不同社会经济地位群体间对癌症知识的不平等获取。由于癌症死亡的很大一部分原因是可改变的风险因素,例如香烟使用和缺乏运动,通过对媒体上可获信息的学习,将对癌症预防和发现起到重要作用(特别是对高风险人群)。因此,本书主要采用了知沟假说的研究框架,以癌症知识为切入点,探讨知沟在我国国情下的表现形式和作用机制。由于知沟假说的主要应用领域之一是地区发展,因此本书还特别关注了我国不同多元化社区结构下的城市之间、农村之间以及城乡之间的癌症知识不平等现象。同时,新媒体技术的扩散也是知沟假说的主要应用领域,所以除了采用知沟假说的传统研究框架,本书还立足于新技术不断发展的现实背景,借鉴了其他学科领域的研究成果,将数字鸿沟研究和知沟研究相结合,以探讨网络的进一步发展是否会扩大或缩小不同社会经济地位群体间的癌症知沟,如果扩大(或缩小),那么具体是在什么条件下会出现这样的情况。这就需要进一步细化媒体使用这一概念,因为新媒体技术的发展赋予了媒体使用更多不同层次的含义,因此具体分析这些含义对互联网时代知沟现象的影响将会有助于我们更加深入地理解知沟假说的理论内涵和实践意义。

下面就对涉及上述内容的主要研究成果做一个总结,并据此分析这些结论对于知沟假说发展的理论贡献和实践意义以及本研究存在的局限和一些不足之处,最后再对知沟假说未来的研究领域和发展方向加以展望。

7.1 癌症知沟影响模型总结与讨论

7.1.1 癌症知沟影响模型

在前文研究结论的基础上,笔者总结了癌症知沟的影响模型,具体见图 7-1。为了简化图表,该图聚焦于本书中研究假设所涉及的核心变量,不包含控制变量,也不涉及被证实与知识获取或知沟形成没有显著关系的自变量。下面就对该图进行简要分析。

在信息渠道对知识获取以及基于教育程度的知沟影响方面,仅有人际传播和广播使用能够显著预测癌症知识水平差异,而电视使用频率虽然不会造成癌症知识差异,但却调节了教育与知识获取之间的关系,具体表现为教育程度较低的群体随着电视使用频率上升可以获得更多的癌症知识(相较于教育程度高的群体)。除此之外,电视、报纸、杂志、互联网使用均不会对癌症知识获取有显著预测作用,也没有调节教育程度与癌症知识水平之间的关系。

当笔者进一步将数字鸿沟的研究框架与知沟研究相结合,采用数字鸿沟的核心概念探讨其对知沟的影响时发现,互联网健康信息使用虽然不能显著预测癌症知识水平差异或调节不同教育程度群体间的知沟,但互联网接入和互联网投入度(代表互联网技能指标)却对癌症知识有显著预测作用。图 7-1 中互联网接入与癌症知识水平之间的虚线代表着他们之间具有负相关。互联网接入在教育与癌症知识获取的关系中既发挥了中介作用又发挥了调节作用。具体地说,教育通过影响互联网接入间接影响了癌症知识获取,同时,对于教育程度较低的群体,能从互联网接入中获得更多的癌症知识,从而缩小了与教育程度较高群体间的癌症知识差异。而互联网的健康信息使用并没有显著影响癌症知识获取,也对教育与癌症知识水平之间的关系无任何显著影响。

从社会经济地位、个体动机与癌症知沟之间的关系来看,以自我效能、情感卷入、行为卷入为动机指标可以显著预测癌症知识水平差异,同时患癌风险感知、自我效能和行为卷入还影响了教育与知识之间的关系,对于教育程度低的群体而言,在以上三个动机变量的促动下获取知识的速度要快于教育程度高的群体,从而在个体动机的调节下缩小了不同教育程度群体间的知沟。再深入到教育、动机、媒体使用和知沟之间的关系[①],仅有患癌风险感知和自我效能影响了媒体使用对基于教育程度差异的知沟的作用。对于患癌风险感知较低的群体而言,媒体使用的增加反而导致其癌症知识水平的下降,而对于患癌风险感知较高的群体而言,随着媒体使用频率提高,其癌症知识水平也显著提升,从而有可能缩小患癌风险感知较高的低社会经济地位者和患癌风险感知较低的高社会经济地位者间的知沟。自我效能感高的群体随着媒体使用频率的上升以比自我效能感低的群体更快的速度获取知识,从而缩小了不同教育程度群体间的知沟。

再从社区结构的多元化程度对知沟的影响来看,图 7-1 中的虚线意味着仅有部分结论支持这一影响。笔者分别比较了不同多元化程度的城市、农村和城乡,结果显示,仅在北京城乡之间发现了显著的癌症知识差异,而北京市和合肥市之间、北京农村和合肥农村之间以及合肥城乡之间均没有发现显著的癌症知识水平差

---

① 因为该作用模式较为复杂,没有涵盖到图 7-1 当中。

异。在多元化程度较低的合肥农村，其教育程度引起的癌症知沟要大于多元化程度较高的北京农村和合肥城区。而在不同多元化程度的城市之间（本书中的北京市和合肥市）以及北京城乡之间没有发现显著的基于教育程度的癌症知沟。

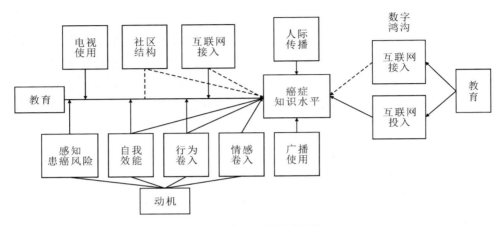

图 7-1　癌症知沟影响模型

7.1.2　研究框架总结

美国知沟假说研究自 1980 年以来一直呈现出繁荣的景象。[①] 反观国内，相关研究才刚开始起步。因此本书在现有二手数据的基础上探讨新媒体时代背景下社会结构因素（包括社会经济地位和社区结构）、个体因素（主要是个体动机）和媒介使用（重点是互联网）对癌症知沟的影响，从而部分弥补相关研究的缺失，同时也对健康传播运动的有效开展和相关政策的制定有着实践指导意义。

从研究框架上看，本书采用了一个跨越宏观、中观、微观层面因素的跨层次研究模型。已有知沟研究从社会结构特征如社会经济地位、社区结构和媒介系统特征，到社会心理因素如个体层面的动机这些不同层面做了许多探索。其中一个重要的方法就是多级研究框架的建构，关注知沟产生的跨层次机制和过程。研究者需要把不同层次看作一个连续体，并分析不同层次之间的联系。例如动机变量尽管是在个体层面测量和证明其对不同社会经济地位群体知识获取的影响，但也具有跨层次的意义。因为动机的产生也会有潜在的社会结构方面的原因，有证据支

　　① 董晨宇(2014).《媒体、知识与社会平等——知识社会学视角中的知沟假说研究》. 中国人民大学新闻学院博士论文.北京.

持了社会经济地位与动机间的联系,也证明了社区结构因素例如社区界限是促进
个体动机产生的一个重要机制。这意味着动机有社会结构和个体特征,处于社会
经济地位末端的群体对某一事件的动机会受环境因素激发。[①] 因此,从某种程度
上讲,从社区结构的角度探讨知沟也隐含着对个体动机的考量,而社区结构的形成
又与宏观因素紧密相关。如果说在知沟形成过程中,社会经济地位是宏观层次的
影响因素,个体动机是微观层次的影响因素,那么媒体使用和社区结构就可以看作
是中观层次的影响因素,起着连接宏观和微观的跨层次作用。媒体使用由个体的
兴趣、对信息的卷入度、相关性等因素决定,但同时也受其社会经济地位影响;宏观
的政治、经济、文化等因素决定了一个社区的结构,但同时社区结构也是由个体与
社区的联结关系而塑造形成。

7.1.3　关于知沟假说成立与否的讨论

关于以上结论和模型是否支持了知沟假说还需要进一步加以分析。按照知沟
假说研究的惯例(前文多处文献综述都提及),不管是探讨媒体使用对知沟的影响
还是动机因素在其中发挥的作用,都会对这些变量的主效应加以分析,但是需要注
意的是:当作者做出结论说,某些群体间(例如不同教育程度群体、不同动机水平群
体间或不同社区间)存在知沟时,并不意味着知沟假说成立。特别是当我们说不同
教育程度群体间存在知沟时,不能就此简单做出结论——知沟假说成立(虽然教育
程度是知沟假说中一个非常重要的核心概念)。因为知沟假说的基本观点是:当大
众媒体对某议题的报道量增加后,由于不同社会经济地位群体从大众媒体中获取
知识的速度并不一样,从而使得上述群体间在相关议题上的知沟扩大。可见知沟
假说最重要的论断是知沟的扩大(受媒体报道影响),而不是知沟的存在。因此只
有综合考虑媒体报道量、社会经济地位、知识水平三方关系后才能进一步判断知沟
假说是否成立,而在上述三个核心概念之外,可以有其他的中介或调节变量影响着
不同媒体报道量环境下社会经济地位和知识之间的关系,例如个体动机、人际传播
等,当然也有待于发现更多的此类变量。特别需要说明的是,当探讨社区结构、教育、
知沟之间的关系时,虽然没有涉及媒体报道量大小的不同,但是已经暗含这样的研究
假设前提:多元化程度高的社区,媒介资源较为丰富,媒体对大部分议题的报道量都

---

① Kwak,N.(1999). Revisiting the knowledge gap hypothesis-education, motivation, and
media use.*Communication Research*,*26*(4),385-404.

比多元化程度低的社区大(除去一些对该社区有特殊重要性或相关性的议题)。因此比较不同多元化程度的社区其知沟的大小也符合知沟假说的研究框架。

以本书研究为例,笔者用个体的媒体使用频率来指代大众媒体报道量(具体理论依据和原因在相关章节已经介绍过),为了证明知沟假说是否成立,就需要比较在不同媒体接触频率下不同教育程度群体间知沟的大小,如果发现媒体使用频率高的情况下,不同教育程度群体间的知沟要大于媒介使用频率低情况下的知沟,那么就能证明知沟假说成立。从本书的研究结论来看,仅部分支持了知沟假说。例如在社会结构多元化程度低(媒体报道量小)的合肥农村,不同教育程度群体间的知沟反而大于多元化程度高的合肥城市和北京农村,这与知沟假说的论断相反。而大部分大众媒体(仅有电视除外)的使用并不会对不同教育程度群体间的知沟造成影响。

关于知沟假说成立与否的问题在此就不再过多讨论,因为从目前的文献综述来看,知沟假说的研究已经发生一些转向——更多地向如何弥合知沟方向发展(关于这一点在本章的未来研究展望部分还会详细分析),许多研究都是在知沟假说的理论框架下探讨缩小知沟的可能路径。例如学者们关注的焦点是,在什么情况下社会经济地位低的群体比社会经济地位高的群体以更快的速度获取知识?这些情景因素可能是个体动机也可能是社区结构的差异或其他尚未发现的因素。而即使是探讨媒体使用在知沟形成中的作用的文献也较少关注整个大众媒介关于每个议题的报道量对不同教育程度群体间知沟的影响,而是聚焦于不同媒体所形成的知沟大小比较,从而为缩小知沟提供现实指导。这种转向也反映出知沟研究领域的一种扩展,仅证明知沟假说成立与否是不够的,我们更需要的是找到缩小知沟的方法,才能不断拓展知沟假说适用的范围,从而给这一理论假说不断赋予新的生命力。

7.2　研究结论对于知沟理论发展的贡献及其实践意义

7.2.1　拓展了知沟研究的理论框架:数字鸿沟与知沟研究的跨领域结合

本书开篇就提到,目前知沟研究遭遇到了理论发展的内部困境,亟需在原有研究路径上找到新的突破口,同时,以网络为代表的新媒体对知沟形成的影响也是该领域学者关注的焦点,因此借助数字鸿沟的研究框架来探讨互联网对知沟的影响就是一个很好的尝试。知沟可以看作是数字鸿沟中接入沟、使用沟、技能沟产生的一个结果,而知沟对其他社会不平等也有重要影响,如政治参与、健康行为的形成等,于是知沟成为数字鸿沟和其他不平等现象之间的一个中介变量。在这个过程中教育到底发挥着怎样的作用,教育是否数字鸿沟形成的主要原因,数字鸿沟不同维度的概念对知沟的具体影响如何? 是否会缩小由教育程度差距引起的知沟? 这些问题的回答都拓宽了知沟研究的理论范畴,从而使得该研究领域在涉及互联网时代知沟的探讨时,可以跳出原有的研究框架,更多地从不同教育群体间网络技能、信息偏好等方面的差异来分析知沟产生的内在机制。同时,知沟假说在提出之初就强调教育程度决定的传播技能差异、信息的选择性接触等因素是知沟形成的重要原因。但较少有研究对这一作用机制展开研究,当借助数字鸿沟的研究框架后,可以从网络使用方式的多样性(即投入度)角度来探讨网络技能(基本可以等同于传播技能)对知沟的影响,从而同时拓宽了数字鸿沟和知沟的研究领域。

7.2.2　将心理学中的重要概念"卷入度"引入健康知沟研究

关于动机因素对知沟现象的影响一直是知沟研究领域关注的热点话题之一,本书第 3 章也详细分析了不同类型动机变量在知沟形成中的作用。文献综述结果显示,认知卷入度、情感卷入度和行为卷入度这几个动机变量主要运用于政治-社会议题的知沟研究,而健康知沟主要采用感知风险这一动机概念,健康运动中经常采用的自我效能感也极少运用到健康知沟的研究当中。考虑到卷入度对知识获取以及之后的行为转变有着重要作用,自我效能也能预测知识的获取,笔者将上述几个维度的动机概念一起纳入本书的研究范畴当中,从而进一步丰富了人们对教育、动机、知识获取之间关系的理解。

7.2.3　从社区结构角度检测城市间、农村间以及城乡间的癌症知沟

从动机、媒体使用、社区结构几个因素来看,以社区结构为切入点的知沟研究是相对较少的。而在国内虽然也有关于城乡健康知沟的研究[①]、不同城市间不同

① 卢路(2010).《"知识沟假设"在我国城乡癌症传播中的实证研究》. 第五届中国健康传播大会. 北京.;姚峥(2012).《城乡健康传播中的知识沟问题及其对策研究》. 成都理工大学硕士论文. 成都.

话题知沟的比较[①]，但较少涉及从社区结构角度探讨我国不同多元化程度社区背景下的城市间知沟、农村间知沟和城乡间知沟。虽然早在 1975 年蒂奇诺等人的研究中就指出了社区结构在知沟形成过程中的重要作用，但至今为止有关社区结构的研究仍较少，其原因可能在于以社区为单位分析知识差异操作起来比较困难——涉及不同社区（甚至不同地域），给抽样和执行都带来了一定难度，同时也很难涵盖大量的社区，从而使得数据分析不具有统计意义，影响了研究结果的合理性。本研究主要从相对宏观的角度探索社区结构对知沟的影响，从一定程度上弥补了这一缺失。

7.2.4　对缩小知识不平等的实践意义

一、对相关政策制定的意义

政策决策者在解决目前各种不平等现象时发挥重要作用，社会科学的研究也有着社会经济政策意义，同时涉及与决策者共同努力去发展理论和方法以解决现实问题。正如蒂奇诺团队指出，知沟暗示着传播沟，并特别强调要解决这一社会问题的特殊挑战。[②] 理想情况下，传播学者可通过拓宽传播网络和理论范围，从而与社会科学家、不同学科领域的学者以及政策制定者对话。未来，需要各相关学科领域的研究者和政策制定者从更广的角度共同解决这一社会问题。因为社会和经济不平等是一个巨大的，并正在增长的社会疑难问题，知沟只是其中的突出表现之一而已。[③]

这些理论思考对政策制定者也有着重要意义。例如，目前大部分的数字鸿沟研究只基于接入率的不断增长，似乎就证明了不同经济地位群体间的数字鸿沟问题得以解决。一些专家的呼吁也仅局限于制定增加基础设施的政策（例如在学校和图书馆提高网络接入率）。但本书研究结果显示，相较于互联网接入，互联网投入度（指代网络技能）更能预测癌症知识的差异。因此，媒介政策的制定应该关注

---

　　① 丁未（2003）.《社会结构与媒介效果——"知沟"现象研究》. 上海：复旦大学出版社.104-113.

　　② Donohue, G. A., Tichenor, P. J. & Olien, C. N.(1975). Mass media and the knowledge gap. *Communication Research*, 2(1),3-23.

　　③ Gaziano, C.(1997). Forecast 2000：Widening knowledge gaps. *Journalism and Mass Communication*, 74(2),237-264.

这一前提：技术是社会性植入和塑造的，不仅要关注技术供给和接入，同时也要关注内容（如健康教育方面的），更要关注网络使用者如何获得必备的传播技能。[①]

二、对健康运动的实践指导意义

大部分健康传播运动都是以传播某健康议题相关知识，进而促进健康行为的形成为目的的，因此知沟现象的出现给上述健康传播运动目的的实现带来了困难，特别是许多处于社会经济地位末端的群体往往是健康知识贫乏者和健康不平等的受害者，因此他们也通常是健康传播运动的主要诉求对象。但知沟假说所强调的正是这些群体往往无法从依赖大众媒体所进行的健康传播运动中受益（或至少比处于社会经济地位顶层的群体获得较少的益处）。自知沟假设提出以来，不仅其在概念上更加清楚，还可以利用它来指导针对特定目标群体的信息运动，因此，在进行健康传播运动时特别需要借助知沟研究的相关理论成果作为指导以尽量避免上述情况的发生。

本书的研究发现对健康促进的具体实践指导有以下几个方面：

首先，利用人际传播提升健康知识水平。本书研究结果虽然显示人际传播并不足以调节教育程度造成的知沟，但它对不同社会经济地位群体知识提升的作用是相同的，并可以大幅度提高受众整体的知识水平，其作用甚至大于大众传播渠道。因此如何激发人们对相关健康信息的人际讨论是健康运动制定者需要重点考虑的问题。

其次，通过刺激动机的产生以促进知识贫乏者获得更多知识。本书研究结果显示，大部分动机变量都有助于癌症知识水平的提升，并调节由教育程度所导致的知沟大小。在健康传播运动中不能仅仅依靠增加信息流来解决知识贫乏者的问题，而是要确定这一群体的特征，以及他们为何缺乏获取信息的动机，从而进一步弄清楚通过什么途径可以接触到他们并激发其获取相关知识的动机。

最后，合理利用互联网提高人们的健康知识水平。本书研究结果显示，互联网接入对癌症知识的影响是负向的，但网上各种健康相关活动，如健康信息搜寻、社交论坛讨论、购买保健品等都显著预测着人们的癌症知识水平。因此在健康传播运动中可以积极开展丰富多样的网上健康信息使用相关活动，以促进健康知识水平的提升（虽然提升速度在不同教育程度群体中并不一样）。

---

① Bonfadelli, H. (2002). The internet and knowledge gaps: A theoretical and empirical investigation. *European Journal of Communication*, 17(1), 65-84.

7.3　本研究的不足与局限

受笔者研究能力和其他客观因素的限制,本研究还存在着很多不足之处,主要表现在:

7.3.1　二手数据基础上相关概念测量的局限与不足

使用二手数据的一个主要弱点就是缺乏具体研究中所需的操作性概念的测量。本书作为一个基于二手数据的研究,也不可避免地具有这样的不足,在对相关概念的测量上存在着一些局限。例如对健康知识的测量,由于问卷中仅涉及癌症知识,并且大多属于事实性知识,缺乏深度知识和主观知识,因此在本研究中无法更加全面、充分地检测被调查者的癌症知识掌握情况。而已有研究表明,在政治或公共政策问题上的知沟,使用客观导向的知识测量方法时比使用主观导向的知识测量方法要小,这种主观测量比较注重开放性的知识和过程,鼓励人们从更多方面去思考这些问题,而不是传统地测试事实性知识并受教育程度的影响较大。[①] 这正是为什么在不同知沟研究文献中,在媒体报道量增大前提下关于不同教育程度群体间知沟大小变化的结论存在矛盾的主要原因之一,同时也是广泛使用有缺陷的事实性知识测量指标的结果。以上问题也部分地影响了本书研究结论的合理性,例如本研究发现报纸使用对癌症知识的预测效果并不显著,同时也没有扩大由教育程度引起的知沟,而大部分原有研究都支持了上述结论,这一矛盾可能部分源于本书中对癌症知识的测量方式。又比如说在测量互联网使用时针对的是互联网健康信息使用而不是癌症信息使用(问卷中缺乏该类测量),因此也可能潜在地影响了本书研究结论——也许正是这一原因使得互联网健康信息使用对癌症知识的预测作用并不显著。

关于媒介报道量这一指标的测量也需要加以修正。本书主要采用个人媒介使用频率来代表人们对癌症相关信息的接触量,即假设各类大众媒体对癌症信息的报道是充分且基本均等的,人们对相关信息的接触频率意味着对该类信息的接触量,从而可以采用这一指标来测量不同社会经济地位群体在癌症议题接触量不同

---

①　Bonfadelli,H.(2002). The internet and knowledge gaps:A theoretical and empirical investigation. *European Journal of Communication*,17(1),65-84.

的情况下是否会影响他们之间的知沟。而另一种测量媒体报道量的方式是对不同议题报道量进行内容分析,它被证明是在社会系统中测量信息发布量的一个很好的方法,但缺点是无法从宏观的媒体报道量推及个体对相关信息的接触量。而最好的方法还是综合检测每个人的媒介使用和具体信息环境——通过内容分析给予不同大众媒体相关信息报道量不同的权重,因为不同媒体对某一议题的报道量肯定存在较大差异,这样可以更好地反映出不同社会经济地位群体,随不同类型大众媒体的报道量变化而发生的知识获取变化情况。如果再结合个体的媒体使用频率数据,将可以更加合理地测量个体接收到的相关信息流大小。或者也可以使用历时性数据验证知沟假说,媒介报道会随时间而变化,因此时间序列分析可用以检测和解释知沟随时间变化的情况。

尽管前文提到的这些局限,本书还是对健康领域的知沟研究有所贡献,探索了教育、媒体使用和知识产出以及动机之间的互动关系,关注新媒体时代数字鸿沟对知沟的影响,因此对未来相关领域的研究提供了借鉴。

7.3.2　研究模型的拟合度较差

在本研究中除了在关于互联网接入、互联网健康信息使用和互联网投入度影响模型中的决定系数较高(基本在 30％～40％之间),其余模型所采用的解释变量对知识水平总变差的解释力均较低,大部分维持在 10％左右,这意味着癌症知识水平还受其他一些重要因素的影响。这一不足之处有待于未来研究的进一步探索。另外,本书的主要目的是比较社会结构变量、媒体使用、个体动机等几个因素在知沟形成过程中的作用大小,虽然他们的解释力较低,但仍是目前各种健康促进运动通常会借助的手段。例如,目前缩小健康知沟的方法主要都是各种依赖于大众传播媒体的健康传播运动,因此,比较不同媒体使用对知沟的影响大小可以对此有现实指导意义。同时,在统计学中也没有严格规定说一个模型的决定系数应该达到多少才是合适的,一般而言经济学文献中决定系数较低,管理学研究文献中决定系数都较高,而截面数据的决定系数与时间序列数据相比较大,同时,样本越大,决定系数普遍越低。

综上,虽然本书大部分解释癌症知识水平的模型决定系数都偏低,但仍然对知沟假说的理论研究做出了贡献,为后续研究提供了一个很好的参考和借鉴,可以在此基础上探讨其他尚未发现的变量对知识获取的影响。同时也对健康传播运动有实践指导——在选择具体的信息传播渠道时可以更多地考虑人际传播的重要作用,而不必局限于大众传播媒体。

7.4　未来研究展望

各领域的学者们不断加入到知沟研究项目中,不断发现新事实,解释异常现象,同时知沟假说原有理论也在发展,这些因素都在不断修正关于知沟现象的最初假设,从而赋予知沟假说研究新的活力,具体来看以下几个方面既是知沟假说现有研究正在发生的一些转向,同时也是未来研究发展的方向:

7.4.1　从知沟到效果沟和行为沟

前文也提到一种修正原始知沟假说的尝试就是试图把知沟延伸到传播效果沟以覆盖所有与知识获取相关的沟。正如罗杰斯指出的,信息并不只是导致知沟,也会导致效果沟和行为沟。知识获取只是传播过程的第一阶段,态度或行为改变通常引起学者更大的兴趣。[①] 一些学者事实上也在他们的研究当中将知沟和行为沟合并一起,并寻求知识和行为之间的可能滞后性,提出了一个有趣的概念:"信息-行为沟"。[②] 然而,致力于传播效果沟的整合研究相对较少,需要更多的工作去磨合关于知识、观念和行为变量在不平等理论中的具体影响。

知识的目的是什么? 它是一个终端产品吗? 或者只是行为改变的手段? 关于以上问题的回答也引起了知沟领域研究者的关注。例如学者 Hornik(1989)指出了 4 类影响知识和行为之间关系的变量,即社区的结构特征、个体的结构特征、社区的社会影响、个体的学习特点。[③] 这些特征增加了我们对知识和健康行为间关系的理解。各类信息传播运动可以改变个体、社区的结构性特点,并在了解结构性特征的前提下通过市场细分提高信息的针对性,从而提高信息传播运动的效果,特

---

① Rogers, E. M. (1976). Communication and development: The passing of the dominant paradigm. *Communication Research*, 3(2), 213-240.

② Sligo, F. X. & Jameson, A. M. (2000). The knowledge-behavior gap in use of health information. *Journal of American Society for Information Science*, 51(9), 858-869.; Rogers, E. M. (1976). Communication and development: The passing of the dominant paradigm. *Communication Research*, 3(2), 213-240.

③ Hornik, R.C. (1989). Development communication: Projects. *International Encyclopedia of Communications*, 2, 17-22.

别是在连接知识与行为之间关系方面的效果。[①] 另一些学者也就如何通过缩小不同社会经济地位群体间的知识水平差异来减小他们之间可能的行为差异做出了探索。例如,在巴基斯坦一项关于妇女在穆斯林背景下的赋权研究中发现,参与行为研究为知识与行为之间的分裂提供了一座桥梁。该文特别提出,在资源匮乏的国家,将健康传播研究与知识差异、参与行为、行为改变的观点相联系是非常重要的。[②]

　　具体到健康领域,研究发现大量慢性疾病都是根源于生活方式因素,提升健康知识对后续的行为改变非常有用。有学者进一步考虑到自我效能对行为的直接影响和它在知行关系中的调节作用,认为健康运动需要重视提升个人自我效能的可获方法以加快知识和行为之间的转换。当提升个体对健康问题的知识时,健康运动也可同时说服个体实施所需行为。[③] 需要指出的是,尽管行为是理解和提高个体长远健康的最重要概念,但相关研究也需要考虑其他类别的变量如行为先行因素(知识)与行为之间的关系。最近这个领域的工作不仅要考察什么条件下知识可以预测行为发生,也可提供关于行为结果如何预测知识和态度的证据。如果能够更好地理解这些变量间潜在的反预测过程,将可以帮助我们发展更有效的健康促进项目。[④] 同时以上研究还对健康促进运动有着实践指导意义。如果健康运动的目的是为了促进健康行为的产生或不健康行为的改变,那么不断输入知识和提升健康意识就是必不可少的前提条件。如果个体没有充足的知识基础,他们是不可能持续投入到健康行为中的。其次,健康运动也应该促进自我效能的产生,以改变个体的健康行为。提升自我效能不仅对行为有直接影响(正如健康领域许多研究所显示的),也有助于将健康知识转化成健康行为。已有研究结果显示,如果仅有健康问题知识的提升,而没有自我效能的提高,也许会对健康行为起到反作用。获得健康知识的人也需要关于他们实践健康行为能力的自我认可,否则对那些不能将新知识转化为有意义行为的人,仅通过提升知识以改进行为的努力可能会引起压力,因为他们感知到自己不具备这种能力。例如,虽然人们知道某类食物对人体有害,但他们感到对饮食改变无能为力,也不会去采取行动改变这一不健康的饮食行为。所以一旦个体健康知识提升,同时他们对自己将知识转化为相关行为的自

①　Rimal,R. N.(2001). Longitudinal influences of knowledge and self-efficacy on exercise behavior-tests of a mutual reinforcement mode. *Journal of Health Psychology*,6(1),31-46.

②　Khan,K. S.,Bawani,S. A. A. & Aziz,A.(2013). Bridging the gap of knowledge and action:A case for participatory action research(PAR). *Action Research*,11(2),157-175.

③　Rimal,R. N.(2001). Longitudinal influences of knowledge and self-efficacy on exercise behavior-tests of a mutual reinforcement mode. *Journal of Health Psychology*,6(1),31-46.

④　Khan,K. S.,Bawani,S. A. A. & Aziz,A.(2013). Bridging the gap of knowledge and action:A case for participatory action research(PAR). *Action Research*,11(2),157-175.

我效能感也得到提高,那么他们会更加积极地将知识转换成行为。[①]

从以上简要分析也可以看出,目前国际上对知沟假说的研究已经逐步从知沟向行为沟研究转向,以对现实问题提供更多的实践指导。但从研究数量和质量来看,有关知识和行为之间关系的探讨还有待于后续研究的进一步展开。

7.4.2 互联网时代的知沟研究

最近世界经济论坛将贫富人群间的经济、健康、知识不平等看作是全球风险中最重要的一个,然而关于知识传播在减小新技术造成的知识不平等中的作用研究很少。更重要的是,很少有研究追踪新技术在有代表性群体中造成的知识差异现象。[②] 虽然前文的文献综述显示,目前新媒体技术对知沟现象的影响是该研究领域的热门话题,但现有研究相较于新媒体技术的飞速发展而言还远远不够。本研究结果是在互联网在中国普及率为 42.1%[③]下的结果。而当互联网普及率及网上相关信息搜寻率在低社会经济地位群体中得到提升后,未来研究可能会得出不一样的结论。[④] 相较于新媒体技术的蓬勃发展,有关这一新情况对知沟现象的影响研究仍然任重道远。

目前数字鸿沟研究关注的焦点是物质接入问题,然而网络的可获性并不是主要问题,缺乏兴趣和认知技能才是阻碍人们搜寻健康知识的主要障碍。传统知沟研究中对媒体报道量的关注在新媒体时代逐渐失去了意义,因为从互联网对某类议题的报道量来说可以是海量的,关键在于用户到底自主选择哪些信息,有能力获得多少信息。因此,在互联网背景下,信息获取的动机、能力是否会对知沟的形成产生与传统媒体时代不一样的作用? 媒体使用这一概念是否需要赋予其新的意义? 这些问题都有待于未来研究的探索。

同时鉴于网民数量不断上升,今后的研究也可以关注网民之间的知沟。例如笔

---

① Rimal,R. N.(2000). Closing the knowledge-behavior gap in health promotion: The media role of self-efficacy. *Health Communication*,12(3),219-238.

② Cacciatore,M. A.,Scheufele,D. A. & Corley,E. A.(2014). Another(methodological) look at knowledge gaps and the internet's potential for closing them. *Public Understanding of Science*,23(4),376-394.

③ CNNIC(2013 年 1 月 15 日).CNNIC 发布第 31 次《中国互联网络发展状况统计报告》.检索于 http://news.xinhuanet.com/tech/2013-01/15/c_124233840.htm.

④ Kim,S. H.(2008). Testing the knowledge gap hypothesis in South Korea: Traditional news media, the internet, and political learning. *International Journal of Public Opinion Research*,20(2),193-210.

者进一步选择使用过计算机、手机或 iPad 上网的被调查者进行分析后发现共有 1 656 人有过上网经历,占有效样本的 64.9%。从表 7-1 可以看出,网民样本与总样本相比,在教育程度、个人收入水平上都要高于总体样本,其中在最高学历上,仅有 2.9% 的样本为小学及以下学历,初中学历占 20.9%,高中学历占 27.5%,大专学历占 25.8%,大学本科学历占 18.5%,大学本科以上学历占 4.3%;在个人收入上,无收入人群占了 11.1%,月收入为 500 元以下人群占了 3.0%,月收入为 5 000 元以上的高收入人群占了 9.9%。除此以外,网民中城市人口多于农村人口,年龄也呈现低龄化趋势。在以上背景下,网民之间的知沟应该有新的作用机制和表现形式,有待于深入研究。同时这也是对数字鸿沟研究的回应,因为目前数字鸿沟研究仍然局限于对互联网接入问题的重视,而对于接入后的效果究竟如何,后续研究需要对此做出回答。

表 7-1　网民与总体样本基本情况对比

	所有被调查者/%	互联网用户/%
最高学历		
小学及以下	10.7	2.9
初中	28.2	20.9
高中	26.4	27.5
大专	19.0	25.8
大学本科	12.7	18.5
大学本科以上	3.0	4.3
个人月收入水平		
无收入	16.0	11.1
500 元以下	6.3	3.0
500~999 元	6.4	6.7
1 000~1 499 元	15.7	15.5
1 500~2 499 元	21.9	24.3
2 500~4 999 元	24.6	29.5
5 000~9 999 元	5.6	7.8
10 000 元以上	1.6	2.1
所属区域		
北京城区	25.7	33.2
北京农村	25.8	20.9
合肥城区	25.1	28.1
合肥农村	23.4	17.8
年龄		
15~29 岁	17.1	23.2
30~39 岁	26.1	32.5
40~49 岁	24.5	23.1
50~59 岁	25.6	17.8
60 岁及以上	6.7	3.3
男性		49.4
已婚		80.0

7.4.3　其他有价值的研究领域

一、关注弥合知沟的策略研究

前文的分析已经指出,目前知沟假说研究的关注点并不是知沟假说是否成立,而是在什么情况下不同社会经济地位群体间的知沟会扩大,什么情况下会缩小,因此也反映出知沟假说研究在向如何弥合知沟方向转变。但正如学者 Horstmann(1991)在一系列关于这一话题的分析后做出的结论,已有相关研究都缺乏一个关于如何帮助低教育程度群体赶上高教育程度群体的模型。[①] 目前这一情况仍然没有得到改善,需要更多的研究投入其中以找到答案。

二、其他议题的知沟研究

结合我国国情的政治议题方面的知沟研究还未出现,仅有社会性议题和健康议题方面的知沟研究,如丁未(2003)测量了北京、上海、兰州三个城市之间关于WTO、美国“9·11”恐怖袭击、婚姻法和艾滋病四个议题的知沟[②],也有学者检测了我国城乡间的健康知沟[③]及癌症知沟[④]。但与国外相比,研究成果略显单薄,这就有待于今后学者们在各种议题领域对我国的知沟现象展开验证以丰富这一领域的研究成果。目前国外学者所关注的议题主要是那些可归纳为知识的、形成一致合意和有科学证据证明的议题。同时他们也关注健康方面的、在政治上有分歧的信念传播和对科学问题的政治框架的内容分析,认为大众媒体信息流动(在政党环境下)会增加意识形态阵营之间的信念沟,并进一步考虑通过系统调整以改变这一现象。[⑤] 总之,虽然中国国情与国外有所区别,关注焦点也不尽相同,但都需要我们

①　Horstmann,R.(1991). Knowledge gap revisited:Secondary analyses from Germany. *European Journal of Communication*,6(1),77-93.

②　丁未(2003).《社会结构与媒介效果——“知沟”现象研究》.上海:复旦大学出版社.104-113.

③　姚峥(2012).《城乡健康传播中的知识沟问题及其对策研究》.成都理工大学硕士论文.成都.

④　卢路(2010).《“知识沟假设”在我国城乡癌症传播中的实证研究》.第五届中国健康传播大会.北京.

⑤　Hindman,D. B.(2009). Mass media flow and differential distribution of politically disputed beliefs:The belief gap hypothesis. *Journalism and Mass Communication Quarterly*,86(4),790-808.

探索新的议题领域对知沟假说加以验证,从而不断加深我们对知沟现象的理解。

三、关于社会经济地位与知识获取之间中介因素的研究

目前大部分知沟研究都主要是考虑各种调节变量对社会经济地位和知识获取之间关系的影响,而较少实证检测社会经济地位变量对知识获取影响的作用机制。在现有研究中,Grabe(2000)等人在他们的实验报告中断言,有高水平教育程度的人拥有着更佳的信息处理熟练度,他们比低教育水平者能够更好地激活交叉神经系统,从而唤起对新闻故事的记忆;更佳的交叉神经系统也会导致更佳的信息处理资源分布,从而导致更大的知识获取。[①] 然而,以教育为代表的社会经济地位对人们知识获取的作用机制虽然已经进入研究者的视野,但是研究较为零星,仍需要继续加以深入,特别是需要采用实验法对其他变量加以严格控制以探索知沟形成的内在机制。

另一方面,社会经济地位除了与人们的信息处理能力有关外,通常还与一个人对各种媒介的使用正相关,这反过来影响着知识获取(即使没有行动动机)。[②] 也就是说媒体使用可以作为一项中介变量(已有大部分研究将其作为调节变量处理)影响着知沟的形成与发展,社会经济地位差异决定了媒介使用差异,而媒介使用差异进一步导致知识获取的差异。在本书第 2 章就提到中介效应与调节效应的作用机制和验证方法是不同的,但在本书中仅考虑媒体使用作为调节变量的作用,这也是本书的一个缺陷与不足,有待于未来研究去弥补。因此后续研究可以将媒介使用作为中介因素,以验证教育如何通过影响媒介使用并进而影响知识获取。

四、对其他学科理论的借鉴

除了上文提到的数字鸿沟之外,知沟研究还可以借鉴其他学科领域的研究成果以不断拓展自己的研究领域和完善理论架构。有大量研究运用人类信息处理理论去分析观众对媒体内容的记忆,从而有助于我们理解知沟形成的具体机制。例如在现有研究中,Price(1993)发现已有公共事务知识是一个更好的预测新闻和信

---

① Grabe, M. E., Lang, A., Zhou, S., & Bolls, P. D.(2000). Cognitive access to negatively arousing news: An experimental investigation of the knowledge gap. *Communication Research*, 27 (1), 3-26.

② Gao, K. (2003). *Deficiencies vs. differences: Predicting older women's knowledge levels on breast cancer*. Paper presented to Internatinal Communication Association 2003 Annual Meeting. San Diego, CA.

息获取的变量,其预测力比大众媒体使用变量、人际传播变量以及教育程度变量要强。因为有着大量信息储备的人需要更加完善的认知框架以组织所有的信息,而更加组织化的认知框架或图式有利于处理新信息,因此认知能力差异是知沟产生的根本原因。[①] 另外,该理论还认为,信息在人类长时记忆中的储存以及对它之后的回忆,会在信息暴露后,当人们花时间进行后期处理(如心理排演、重复或精细处理)时得到提升。[②] 如果持续吸收新信息而不是停下来去思考相关内容,通常会干扰人们对原始信息的记忆。未来研究应该关注用户信息处理能力和新媒体技术对大众传播信息记忆的影响。特别是在互联网时代,人们面对琳琅满目的信息,如果没有时间停下来对这些信息进行处理和提炼,那么是否会影响人们从中学习知识的效果,并进而影响新媒体时代的知沟表现形态? 这个问题有待于未来研究进一步深入。

对数字鸿沟的研究成果也可以进一步加以借鉴。本书在数字鸿沟的研究框架下对知沟现象进行了探索,而这只是一个开始。随着新媒体时代互联网进一步渗透人们的生活,数字鸿沟还会有新的表现形式,因此如何将这些最新研究成果与知沟研究相结合也是未来研究的一个突破口(关于这一问题前文已有所论述,在此不再详述)。

五、研究方法的改进

本书第 2 章已经指出,问卷调查法是知沟假说研究最常采用的研究方法,其中大部分研究采用的是二手数据。但有学者指出不同媒体报道对知沟的影响还未得到充分研究,知沟假说未来可以在信息运动中比较实验和控制社区不同媒体报道量下知识获取速度的差异。同时也可以采用实验法与问卷调查相结合的方法研究知沟,这样既关注到社会结构方面因素对知识获取的影响,同时也可以在实验环境下比较不同社会经济地位群体对不同媒体信息的具体处理、储存和记忆情况,从而更为全面地理解知沟形成过程中,微观层面因素和宏观层面因素对知沟的影响。

---

① Price,V.(1993).The impact of varying reference periods in survey questions about media use. *Journalism Quarterly*,70(3),615-627.

② Griffin,R. J.(1990). Energy in the 80s-education,communication,and the knowledge gap. *Journalism Quarterly*,67(3),554-566.

7.4.4 对未来知沟研究趋势的进一步概括

从以上细节的分析可以看出目前知沟研究的发展方向可以概况为以下两个大的方向：

首先，知沟研究进一步向纵深发展。

有学者指出知沟假说目前正像涵化理论一样开始进入实验检验阶段。[①] 学者们在实验控制的条件下，研究不同社会经济地位群体在媒体信息处理能力和认知框架方面的差异，从而进一步深入解释知沟现象产生的原因。前文提到关于不同媒介使用对知沟的影响研究是知沟领域最受关注的焦点，特别是以网络为代表的新媒体越来越深地融入了人们的生活之后，新媒体使用对知沟的影响引发了新一轮的讨论热潮。与之相比，动机与社会经济地位在知沟形成中的各自作用和交互作用受到的关注相对较少，但是研究方法却出现了根本变革，少量研究开始采用实验法探讨刺激动机产生的因素[②]，从而推动知沟研究向纵深发展。这些研究进一步从实验心理学角度探讨动机在社会经济地位和知识获取之间的作用机制，不再是单纯探索知沟现象背后的简单相关关系——如动机是否与知识获取有关，而是关注面对各种信息时，不同社会经济地位群体对某类具体信息进行搜寻、处理和储存的原因，以及这些原因对之后的知识获取的贡献。

同时，研究领域正在横向延伸。

从知沟假说的内部研究领域来看，在媒体使用和动机的研究中出现了融合领域，这些研究探索媒体使用和动机因素对知沟形成的交互作用，从而使得知沟的研究领域更加完善与开阔。例如有研究发现，电视通常会以寓教于乐的方式传播健康相关知识，并且多以视觉元素吸引人们的注意力，因此只要增加媒体接触，即使兴趣低的人群也能从中学到知识，而电视上健康新闻和节目有限的深度使得有着较高兴趣的群体很难从中学到更多知识，反映出动机和不同媒体使用之间存在交互作用。

从知沟形成过程和结果来看，在探讨互联网对知沟的影响时，从最开始仅关注

---

① Grabe, M., Yegiyan, N. & Kamhawi, R. (2008). Experimental evidence of the knowledge gap: Message arousal, motivation, and time delay. *Human Communication Research*, 34(4), 550-571.

② Grabe, M., Yegiyan, N. & Kamhawi, R. (2008). Experimental evidence of the knowledge gap: Message arousal, motivation, and time delay. *Human Communication Research*, 34(4), 550-571.

接入沟到越来越关注使用沟对知沟的影响。也有另一些研究逐渐从知沟向传播沟、行为沟、态度沟等领域延伸的趋势,未来知沟研究可继续关注不同社会经济地位群体间在以上方面的差距与知沟形成之间的关系,从而提升信息运动的效果(特别是针对健康、公共事务话题的信息传播运动)。同时,知沟的缩小也有赖于整个社会经济结构不平等的缩小,因此不是短期内可以解决的。我们只有从更加大的范围内去探讨知沟形成的原因,才能有效缩小不同社会经济地位群体间的知识不平等现象。

从社区结构对知沟的影响来看,社区结构同社会经济地位一样是一个相对宏观和稳定的变量,不像动机因素可以依靠健康运动在短期内得到有效干预。因此关于社区结构环境对知沟大小影响研究的主要目的就在于发现哪些类型社区更易产生较大知沟,从而找出需要重点关注和进行信息运动干预的社区。也有一些学者强调发现个人层面因素和社区层面因素之间的联系对知识获取的重要性,但目前的研究还很少这样做。仅有少量研究从社区层面检测知识不平等,更多的研究需要在不同地理区域和国际性跨文化区域进行。[1] 同时也可以将研究从地理意义上的社区扩大到无边界社区的知沟研究。[2] 虽然已经有学者正在这样做,但相关研究还是相对较少,未来还有很大的研究空间。

总之,知识获取是一个非常复杂的过程,而社会经济地位对它的影响过程和作用机制也是受很多情景因素和偶然因素影响的。在这个过程中,动机因素起着重要的作用,但它具体是起着中介作用还是调节作用也有待于在其他议题领域进一步加以验证。同时媒体报道量是知沟假说论断中的一个关键变量,因为在不同类型媒体以及不同媒体报道量下知沟的表现形式和大小会随之发生变化,因此关于这一领域的研究是知沟假说研究的焦点。特别在互联网不断普及并渗透进人们的生活之后,知沟研究开始有了与数字鸿沟研究相结合的理论依据和现实背景。在此虽然仍关注媒体使用,但其具体使用方式与传统媒体时代相比发生了较大变化,因此互联网时代的知沟成为新一轮的研究热点。

可以预计未来的知沟假说仍有许多未知而又有价值的领域等待着我们去开发。

---

[1] Gaziano, C. (1997). Forecast 2000: Widening knowledge gaps. *Journalism and Mass Communication*, 74(2), 237-264.

[2] Viswanath, K., Kosicki, G. M., Fredin, E. S. & Park, E. (2000). Local community ties, community-boundedness and local public affairs knowledge gaps. *Communication Research*, 27(1), 27-50

参 考 文 献

[1]戴元光(2008).《传播学研究理论与方法》.上海:复旦大学出版社.

[2]丁未(2003).《社会结构与媒介效果——"知沟"现象研究》.上海:复旦大学出版社.

[3]董晨宇(2014).《媒体、知识与社会平等——知识社会学视角中的知沟假说研究》.中国人民大学博士论文.北京.

[4]郭德俊(编)(2005).《动机心理学:理论与实践》.北京:人民教育出版社.

[5]黄炎宁(2012).新媒体知识沟与数字鸿沟的融合.《当代传播》,(6),31-35.

[6]李强(2011).《社会分层十讲(第二版)》.北京:社会科学文献出版社.

[7]刘海龙(2008).《大众传播理论——范式与流派》.北京:中国人民大学出版社.

[8]刘军(编)(2008).《管理研究方法:原理与应用》.北京:中国人民大学出版社.

[9]卢路(2010).《"知识沟假设"在我国城乡癌症传播中的实证研究》.第五届中国健康传播大会.北京.

[10]宋美杰(2014).《健康信息寻求与渠道选择研究——基于北京居民健康信息调查》.中国人民大学博士论文.北京.

[11]姚峥(2012).《城乡健康传播中的知识沟问题及其对策研究》.成都理工大学硕士论文.成都.

[12]王甫勤(2012).社会经济地位、生活方式与健康不平等.《社会》,32(2),125-143.

[13]韦路,李贞芳(2009).新旧媒体知识沟效果之比较研究.《浙江大学学报(人文社会科学版)》,39(5),56-65.

[14]韦路,张明新(2006).第三道数字鸿沟:互联网上的知识沟.《新闻与传播研究》,(4),43-53.

[15]谢静(2013).《传播的社区——社区构成与组织的传播研究》.上海:复旦

大学出版社.

[16]余红(2010). 知识决定参与? 大学生网上社会公共事务参与影响因素.《新闻与传播研究》,19(5),82-90.

[17]Ackerson, L. K., & Viswanath, K. (2009). The social context of inter-personal communication and health. *Journal of Health Communication*, 14, 5-17.

[18]Adams, N., Stubbs, D. & Woods, V. (2005). Psychological barriers to Internet usage among older adults in the UK. *Medical Informatics and the Internet in Medicine*, 30(1), 3-17.

[19]Alcalay, R., & Bell, R. A. (1996). Ethnicity and health knowledge gaps: Impact of the California wellness guide on poor African American, Hispanic, and non-Hispanic white women. *Health Communication*, 8(4), 303-329.

[20]Alexander, P. A., Kulikowich, J. M., & Jetton, T. L. (1994). The role of subject-matter knowledge and interest in the processing of linear and nonlinear texts. *Review of Educational Research*, 64(2), 201-252.

[21]Althaus, S. L., & Tewksbury, D. (2000). Patterns of Internet and traditional news media use in a networked community. *Political Communication*, 17(1), 21-45.

[22]Althaus, S. L., & Tewksbury, D. (2002). Agenda setting and the new news: Patterns of issue importance among readers of the paper and online versions of the New York Times. *Communication Research*, 29(2), 180-207.

[23]Arant, M. D., & Anderson, J. Q. (2001). Newspaper online editors support traditional standards. *Newspaper Research Journal*, 22(4), 57-69.

[24]Astleitner, H., & Leutner, D. (1995). Learning strategies for unstructured hypermedia: A framework for theory, research, and practice. *Journal of Educational Computing Research*, 13(4), 387-400.

[25]Atkin, C. K., Galloway, J., & Nayman, O. B. (1976). News media exposure, political knowledge and campaign interest. *Journalism Quarterly*, 53(2), 231-237.

[26]Ahlers, D. (2006). News consumption and the new electronic media. *The Harvard International Journal of Press/Politics*, 11(1), 29-52.

[27]Balcytiene, A. (1999). Exploring individual processes of knowledge con-

struction with hypertext. *Instructional Science*, *27*(3-4), 303-328.

[28] Balson, P. M., Manning, D. T., Ebner, D. G., & Brooks, F. R. (1984-1985). Instructor-controlled versus student-controlled training in a videodisc-based paramedical program. *Journal of Educational Technology Systems*, *13* (2), 123-130.

[29] Bannert, M. (2002). Managing cognitive load-recent trends in cognitive load theory. *Learning and Instruction*, *12*(1), 139-146.

[30] Barab, S. A., Bowdish, B. E., Young, M. F., & Owen, S. V. (1996). Understanding kiosk navigation: Using log files to capture hypermedia searches. *Instructional Science*, *24*(5), 377-395.

[31] Barab, S. A., Young, M. F., & Wang, J. (1999). The effects of navigational and generative activities in hypertext learning on problem solving and comprehension. *International Journal of Instructional Media*, *26*(3), 283-309.

[32] Ball-Rokeach, S. J. (1985). The origins of individual media-system dependency: A sociological framework. *Communication Research*, *12*(4), 485-510.

[33] Beaudoin, C. E. (2004). The independent and interactive antecedents of international knowledge. *Gazette*, *66*(5), 459-473.

[34] Beasley, R. E., & Waugh, M. L. (1996). The effects of content-structure focusing on learner structural knowledge acquisition, retention, and disorientation in a hypermedia environment. *Journal of Research on Computing in Education*, *28*(3), 271-281.

[35] Beishuizen, J., Jesdijk, E.S., & Zanting, A. (1996). Using hypertext for studying and information search. *Journal of Educational Computing Research*, *15*(4), 289-316.

[36] Bennetr, S. E. (1995). Americans'knowledge of ideology, 1980-1992. *American Politics Quarterly*, *23*(3), 259-278.

[37] Bennett, W. L. (2001). *News: The politics of illusion* (4th ed.). New York: Addison Wesley Longman.

[38] Brown, P. (1995). Naming and framing: The social construction of diagnosis and illness. *Journal of Health and Social Behavior*, *35*(1), 34-52.

[39] Brown, J. W., Ettema, J. S., & Luepker, R. V. (1983). Knowledge gap effects in a health information campaign. *Public Opinion Quarterly*, *47*(4),

516-527.

[40]Bonfadelli, H. (2002). The Internet and knowledge gaps: A theoretical and empirical investigation. *European Journal of Communication*, 17(1), 65-84.

[41]Bozionelos, N. (2004). Socio-economic background and computer use: The role of computer anxiety and computer experience in their relationship. *International Journal of Human-Computer Studies*, 61(5), 725-746.

[42]Bucy, E. P., & Newhagen, J. E. (eds.)(2004). *Media access: Social and psychological dimensions of new technology use*. London: Lawrence Erlbaum Associates, Publishers.

[43]Cacciatore, M. A., Scheufele, D. A. & Corley, E. A. (2014). Another (methodological) look at knowledge gaps and the Internet's potential for closing them. *Public Understanding of Science*, 23(4), 376-394.

[44]Chaffee, S. H. & Roser, C. (1986). Involvement and the consistency of knowledge, attitudes, and behaviors. *Communication Research*, 13(3), 379-399.

[45]Chaffee, S. H. & Kanihan, S. F. (1997). Learning about politics from mass media. *Political Communication*, 14(4), 421-430.

[46]Chatterjee, J. (2008). *Minority communities and health information knowledge gaps on obesity-related risk factors*. Paper presented to International Communication Association 2008 Annual Meeting.

[47]Chew, F. & Palmer, S. (1994). Interest, the knowledge gap, and television programming. *Journal of Broadcasting and Electronic Media*, 38(3), 271-387.

[48]Cho, J. & McLeod, D. M. (2007). Structural antecedents to knowledge and participation: Extending the knowledge gap concept to participation. *Journal of Communication*, 57(2), 205-228.

[49]Cline, R., & Haynes, K. (2001). Consumer health information seeking on the internet: The state of the art. *Health Education Research*, 25(3), 334-348.

[50]Cotten, S. R. (2001). Implications of Internet technology for medical sociology in the new millennium. *Sociological Spectrum: Mid-south Sociological Association*, 213, 319-340.

[51]David, C. (2007). Learning political information from the news-a close look at the role of motivation. *Journal of Communication*, 59, 243-261.

[52]D'haenens,L.,Jankowski,N., & Heuvelman,A.(2004). News in online and print newspapers:Differences in reader consumption and recall. *New Media & Society*,6(3),363-382.

[53]Dalrymple,K. E., & Scheufele,D. A.(2007). Finally informing the electorate? How the internet got people thinking about presidential politics in 2004. *The Harvard international Journal of Press/Politics*,12(3),96-111.

[54]Daniels,H. L., & Moore,D. M.(2000). Interaction of cognitive style and learner control in a hypermedia environment. *International Journal of Instructional Media*,27(4),369-383.

[55]De Fleur,M. L.(1987). The growth and decline of research on the diffusion of the news,1945-1985. *Communication Research*,14(1),109-130.

[56]Donohue,G. A.,Tichenor,P. J. & Olien,C. N.(1975). Mass media and the knowledge gap. *Communication Research*,2(1),3-23.

[57]Douglass,C. W. & Stacey,D. C.(eds.)(1972). Demographical characteristics and social factors related to public opinion on fluoridation. *Journal of Public Health Dentistry*,32(2),128-134.

[58]DiMaggio,P.,Hargittai,E.,Celeste,C., & Shafer,S.(2004). From unequal access to differentiated use:A literature review and agenda for research on digital inequality. In K. Neckerman(Ed.),*Social inequality*(pp.355-400). New York:Russell Sage Foundation.

[59]Ettema,J. S. & Kline,F. G.(1977). Deficits,differences and ceilings: Contingent conditions for understanding knowledge gap. *Communication Research*,4(2),179-202.

[60]Ettema,J. S.,Brown,J. W. & Luepker,R. V.(1983). Knowledge gap effects in a health information campaign. *Public Opinion Quarterly*,47(4), 516-527.

[61]Eveland Jr,W. P. & Scheufele,D. A.(2000). Connecting news media use with gaps in knowledge and participation. *Political Communication*,17(3), 215-237.

[62]Eveland,W. P.(2002). News information processing as mediator of the relationship between motivations and political knowledge. *Journalism and Mass Communication Quarterly*,79(1),26-40.

[63]Eveland,W. P.,Marton,K., & Seo,M.(2004). Moving beyond "just the facts". *Communication Research*, *31*(1),82-108.

[64]Fraile,M.(2011). Widening or reducing the knowledge gap? Testing the media effects on political knowledge in Spain(2004-2006). *International Journal of Press/Politics*,*16*(2),163-184.

[65]Fredin,E.,Monnett,T. H. & Kosicki,G. M.(1994). Knowledge gaps, social locators,and media schemata:Gaps,reverse Gaps,and gaps of disaffection. *Journalism Quarterly*,*71*(1),176-190.

[66]Friendman,M. A. & Farag,Z. E.(1991). Gaps in the dissemination/ knowledge utilization base. *Knowledge:Creation,Diffusion,Utilization*,*12*(3), 266-288.

[67]Gao,K.(2003). *Deficiencies vs. differences:Predicting older women's knowledge levels on breast cancer*. Paper presented to International Communication Association 2003 Annual Meeting. San Diego,CA.

[68]Galloway,J. J.(1977). The analysis and significance of communication effects gaps. *Communication Research*,*4*,363-386.

[69]Gandy,O. Jr & Waylly,M.(1985).The knowledge gap and foreign af- fairs:The Palestinian-Israeli conflict. *Journalism Quarterly*,*62*(4),777-783.

[70]Gaziano,C.(1983). The knowledge gap:An analytical review of media effects. *Communication Research*,*10*(4),447-486.

[71]Gaziano,C.(1984). Neighborhood newspapers,citizen groups and public affairs knowledge gaps. *Journalism Quarterly*,*61*(3),556-599.

[72]Gaziano,C.(1997). Forecast 2000:Widening knowledge gaps. *Journalism and Mass Communication*,*74*(2),237-264.

[73]Gaziano,C. & O'Leary,J.(1998). Childbirth and infant development knowledge gaps in interpersonal settings. *Journal of* Health Communication,*3*, 29-51.

[74]Gaziano,C. & Horowitz,A. M.(2001). Knowledge gap on cervical colo- rectal cancer exists among U.S. Women. *Newspaper Research Journal*,*22*(1), 12-27.

[75]Grabe,M. E.,Kamhawi,R. & Yegiyan,N.(2009). Informing citizens: How people with different levels of education process television,newspaper,and

web news. *Journal of Broadcasting & Electronic Media*, 53(1), 90-111.

[76]Grabe, M. E., Lang, A., Zhou, S., & Bolls, P. D.(2000). Cognitive access to negatively arousing news. *Communication Research*, 27(1), 3-26.

[77]Grabe, M.E., Yegiyan, N. & Kamhawi, R.(2008). Experimental evidence of the knowledge gap: Message arousal, motivation, and time delay. *Human Communication Research*, 34(4), 550-571.

[78]Genova, B. K. L. & Greenberg, B. S.(1979). Interests in news and the knowledge gap. *Public Opinion Quarterly*, 43(1), 79-91.

[79]Griffin, R. J.(1990). Energy in the 80s-education, communication, and the knowledge gap. *Journalism Quarterly*, 67(3), 554-566.

[80]Griffin, R. J. & Dunwoody, S.(2000). The relation of communication to risk judgment and preventive behavior related to lead in tap water. *Health Communication*, 12(1), 81-107.

[81]Goswami, D. & Raj Melkote, S.(1997). Knowledge gap in AIDS communication: An Indian case study. *International Communication Gazette*, 59(3), 205-221.

[82]Harrington, N. G.(2013). Introduction to the special issue: Communication strategies to reduce health disparities. *Journal of Communication*, 63(1), 1-7.

[83]Hemanus, J. Ekecrantz, F. Mortensen & P. Sepstrup(eds), *Current theories in scandinavian mass communication research*. Denmark: GMT.

[84]Hindman, D. B.(2009). Mass media flow and differential distribution of politically disputed beliefs: The belief gap hypothesis. *Journalism and Mass Communication Quarterly*, 86(4), 790-808.

[85]Hindman, D. B.(2012). Knowledge gaps, belief gaps and public opinion about health care reform. *Journalism and Mass Communication Quarterly*, 89(4), 585-606.

[86]Hargittai, E.(2004b). Internet access and use in context. *New Media & Society*, 6(1), 137-143.

[87]Hsu, M., & Price, V.(1993). Political expertise and affect: Effects on news processing. *Communication Research*, 20, 671-695.

[88]Ho, S. S.(2012). The knowledge gap hypothesis in Singapore: The roles

of socioeconomic status, mass media, and interpersonal discussion on public knowledge of the H1N1 Flu Pandemic. *Mass Communication & Society*, 15(5), 695-717.

[89]Horowitz, A. M.(1992). *Gaps in knowledge among women about gynecologic and colorectal cancer screening procedures*. Ph.D. Dissertation of University of Maryland. Maryland.

[90] Horstmann, R. (1991). Knowledge gap revisited: Secondary analyses from Germany. *European Journal of Communication*, 6(1), 77-93.

[91] Hornik, R. (1989). The knowledge-behavior gap in public information campaigns: A development communication view. In C. T. Salmon(ed.), *Information Campaigns: Balancing Social Values and Social Change*. Newbury Park, CA: Sage.

[92]Hovick, S. R., Liang, M. C. & Kahlor, L. (2014). Predicting cancer risk knowledge and information seeking: The role of social and cognitive factors. *Health Communication*, 29(7), 656-668.

[93]Hwang, Y. & Jeong, S. H. (2009). Revisiting the knowledge gap hypothesis: A meta-analysis of thirty five years of research. *Journalism and Mass Communication Quarterly*, 86(3), 513-532.

[94]Jenssen, A. T.(2012).Widening or closing the knowledge gap. *Nordicom Review*, 33(1), 19-36.

[95]Jung, J. Y., Qiu, J. L., & Kim, Y. C.(2001). Internet connectedness and inequality: Beyond the "divide". *Communication Research*, 28(4), 507-535.

[96]Jacobson, M. J., & Spiro, R. J. (1995). Hypertext learning environments, cognitive flexibility, and the transfer of complex knowledge: An empirical investigation. *Journal of Educational Computing Research*, 12(4), 301-333.

[97]Jerit, J., Barabas, J., & Bolsen, T.(2006). Citizens, knowledge, and the information environment. *American Journal of Political Science*, 50(2), 266-282.

[98]Jonassen, D. H., Campbell, J. P., & Davison, M. E.(1994). Learning with media: Restructuring the debate. *Educational Technology Research & Development*, 42(2), 31-39.

[99]Jonassen, D. H., & Wang, S.(1993). Acquiring structure knowledge from se-

mantically structured hypertext. *Journal of Computer-Based Instruction*, 20(1), 1-8.

[100] Kang，Y. (2005). *Knowledge gap effect in health campaign evaluation*. Paper presented to International Communication Association. New York.

[101]Khan，K. S.，Bawani，S. A. A. & Aziz，A. (2013). Bridging the gap of knowledge and action: A case for participatory action research(PAR). *Action Research*, 11(2), 157-175.

[102]Kim，S. H. (2008). Testing the knowledge gap hypothesis in South Korea: Traditional news media, the internet, and political learning. *International Journal of Public Opinion Research*, 20(2), 193-210.

[103] Kleinnijenhuis，J. (1991). Newspaper complexity and the knowledge gap. *European Journal of Communication*, 6(4), 499-522.

[104]Kwak，N. (1999). Revisiting the knowledge gap hypothesis-education, motivation, and media use. *Communication Research*, 26(4), 385-404.

[105]Kenski，K.，& Stroud，N. J. (2006). Connections between Internet use and political efficacy, knowledge, and participation. *Journal of Broadcasting & Electronic Media*, 50(2), 173-192.

[106]Kim，K. S. (2001). Information seeing on the web: Effects of user and task variables. *Library & Information Science Research*, 23, 233-255.

[107]Kim，S. H. (2008). Testing the knowledge gap hypothesis in South Korea: Traditional news media, the Internet, and political learning. *International Journal of Public Opinion Research*, 20(2), 193-210.

[108]Lee，Chul-joo (2009). The role of internet engagement in the health knowledge gap. *Journal of Broadcasting & Electronic Media*, 53(3), 365-382.

[109]Lee，Chul-joo，Niederdeppe，J. & Freres，D. (2012). Socioeconomic disparities in fatalistic beliefs about cancer prevention and the Internet. *Journal of Communication*, 62(6), 972-990.

[110]Lee，D. W. & Zhou，L. N. (2004). *An empirical test of SES and media use-modeling the knowledge gap hypothesis in the TV versus newspaper context*. Paper presented to ICA2004 Annual Meeting.

[111]Lee，Y. & Yang，J. (2014). Political knowledge gaps among news consumers with different news media repertoires across multiple platforms.

International Journal of Communication, 8, 597-617.

[112]Light, D. W. (2004). Introduction: ironies of success: A new history of the American health care system. *Journal of Health and Social Behavior*, 45 (extra issue), 1-24.

[113]Liu, Y. I. & Eveland Jr, W. P. (2005). Education, need for cognition, and campaign interest as moderators of news effects on political knowledge: An analysis of the knowledge gap. *Journalism and Mass Communication Quarterly*, 82(4), 910-929.

[114] Livingstone, S., & Helsper, E. J. (2007). Gradations in digital inclusion: Children, young people and the digital divide. *New Media & Society*, 9 (4), 671-696.

[115]Loges, W. E. & Ball-Rokeach, S. J. (1993). Dependency relations and newspaper readership. *Journalism Quarterly*, 70(3), 602-614.

[116]Loges, W. E., & Jung, J. Y. (2001). Exploring the digital divide: Internet connectedness and age. *Communication Research*, 28(4), 536-562.

[117]Lovrich, N. P. Jr & Pierce, J. C. (1984). "Knowledge gap" phenomena: Effect of situation-specific and trans situational factors. *Communication Research*, 11 (3), 415-434.

[118]Martin, J. A. (2013). Closing gaps in international knowledge and participation: News attention, online expression, and the 2010 Haiti. *Mass Communication & Society*, 16(3), 417-440.

[119]McLeod, D. & Perse, E. M. (1994). Direct and indirect effects of socioeconomic status on public affairs knowledge. *Journalism Quarterly*, 71 (2), 433-442.

[120]Miyo, Y. (1983). The knowledge gap hypothesis and media dependency. In R. N. Bostrom, *Communication Yearbook 7*. Beverly Hills, CA: Sage.

[121]Moore, D. W. (1987). Political campaigns and the knowledge-gap hypothesis. *Public Opinion Quarterly*, 51, 186-200.

[122]Morris, A., Goodman, J., & Brading, H. (2007). Internet use and non-use: Views of older users. *Universal Access in the Information Society*, 6 (1), 43-57.

[123]N.D. (2012). *The role of communication in health disparities: An a-*

nalysis of 2007 *health information national trends survey.* Paper Presented at the International Communication Association 2012 Annual Meeting.

[124]Neuman,R.(1976). Patterns in recall among television news viewers. *Public Opinion Quarterly*,*40*,115-123.

[125]Nelson,D. E. et al.(2004). The health information national trends survey(HINTS):Development design,and dissemination. *Journal of Health Communication*,*9*,443-460.

[126] Niederdeppe,J.(2008). Beyond knowledge gap:Examining socioeconomic differences in response to cancer news. *Human Communication Research*,*34*(3),423-447.

[127]Obregon,R. & Waisbord,S.(2012). *The handbook of global Health Communication.* London:Wiley-Blackwell.

[128]Olien,C. N., Donahue,G.A. & Tichenor,P. J.(1983). Structure,communication,and social power:Evolution of the knowledge gap hypothesis. In E. Wartella and D.Whitney(eds). *Mass Communication Review Yearbook.* Beverly Hills,CA:Sage.

[129] Pratt, C. A., Ha, L., Levine, S. R. & Pratt, C. B.(2003). Stroke knowledge and barriers to stroke prevention among African Americans:Implications for Health Communication,*Journal of Health Communication*,*8*,369-381.

[130]Petty,R.,Cacioppo,J. T. & Goldman,R.(1981). Personal involvement as a determinant of argument-based persuasion. *Journal of Personality & Social Psychology*,*41*(5),847-855.

[131] Price, V.(1993). The impact of varying reference periods in survey questions about media use. *Journalism Quarterly*, *70*(3),615-627.

[132]Rimal,R. N.(2001). Longitudinal influences of knowledge and self-efficacy on exercise behavior-tests of a mutual reinforcement mode. *Journal of Health Psychology*,*6*(1),31-46.

[133]Rimal,R. N.(2000). Closing the knowledge-behavior gap in health promotion:The media role of self-efficacy. *Health Communication*,*12*(3),219-238.

[134]Rimal,R. N.,Flora,J. A., & Schooler,C.(1999). Achieving improvements in overall health consciousness:Effects of campaign exposure,information seeking,and health media use. *Communication Research*,*26*(3),322-348.

［135］Rimal，R. N.，Limaye，R. J.，Roverts，P.，Brown，J. & Mkandawire，G. (2013). The role of interpersonal communication in reducing structural disparities and psychosocial deficiencies：Experience from the Malawi bridge project. *Journal of Communication*，63(1)，51-71.

［136］Robinson，J. P.，DiMaggio，P.，& Hargittai，E. (2003). New social survey perspectives on the digital divide. *IT & Society*，1(5)，1-22.

［137］Rogers，E. M.(1976). Communication and development：The passing of the dominant paradigm. *Communication Research*，3(2)，213-240.

［138］Rucinski，D.(2004). Community boundedness，personal relevance，and the knowledge gap. *Communication Research*，31(4)，472-495.

［139］Salmon，C. T.，Wooten，K.，Gentry，E.，Cole，G. E. & Kroger，F. (1996). AIDS knowledge gaps：Results from the first decade of the epidemic and implications fro future public information efforts. *Journal of Health Communication*，1，141-155.

［140］Sei-hill，K.(2008). Testing the knowledge gap hypothesis in South Korea：Traditional news media，the internet，and political learning. *International Journal of Public Opinion Research*，20(2)，193-210.

［141］Shim，M.(2008). Connecting Internet use with gaps in cancer knowledge. *Health Communication*，23(5)，448-461.

［142］Scheufele，D. A.(2002). Examining differential gains from mass media and their implications for participatory behavior. *Communication Research*，29 (1)，46-65.

［143］Schooler，C.，Flora，J.A. & Farquhar，J. W.(1993). Moving toward synergy：Media supplementation in the Stanford Five-City Project. *Communication Research*，20 (4)，587-610.

［144］Selwyn，N.(2004a). Reconsidering political and popular understanding of the digital divide. *New Media and Society*，6，341-362.

［145］Selwyn，N.(2004b). The information aged：A qualitative study of older adults' use of information and communications technology. *Journal of Aging Studies*，18，369-384.

［146］Shaw，B. et al.(2006). How underserved breast cancer patients use and benefit from health programs：Implications for closing the digital divide.

American Behavioral Scientist,49(6),823-834.

[147]Slater,M. D.,Hayes,A. F.,Reineke,J. B.,Long,M. & Bettinghaus,E. P.(2009). Newspaper coverage of cancer prevention:Multilevel evidence for knowledge-gap effects. *Journal of Communication*,59(3),514-533.

[148]Sligo,F. X. & Jameson,A. M.(2000). The knowledge-behavior gap in use of health information. *Journal of American Society for Information Science*,51(9),858-869.

[149]Song,L. J. & Chang,T. Y.(2012). Do resources of network members help in help seeking? Social capital and health information search. *Social Networks*,34,658-669.

[150]Spence,T. R.,Lachlan,K. A. & Burke,J. A.(2011). Differences in crisis knowledge across age,race,and socioeconomic status during hurricane lke: A field test and extension of the knowledge of the knowledge gap hypothesis. *Communication theory*,21(3),261-278.

[151]Su,L. Y.,Cacciatore,M. A.,Scheufele,D. A.,Brossard,D. & Xenos,M. A.(2014). Inequalities in scientific understanding:Differentiating between factual and perceived knowledge gap. *Science Communication*,36(3),352-378.

[152]Tian,Y. & Robinson,J. D.(2008). Media use and health information seeking:An empirical test of complementarity theory. *Health Communication*,23(2),184-190.

[153]Tichenor,P. J.,Donohue,G. A. & Olien,C. N.(1970). Mass media flow and differential growth in knowledge. *Public Opinion Quarterly*,34(2),159-170.

[154]Tichenor,P. J.,Donohue,G. A.,Olien,C. N.(1973).Mass Communication Research:Evolution of a structural model. *Journalism Quarterly*,50(Autumn),419-425.

[155]Tichenor,P. J.,Olien,C. N. & Donohue,G. A.(1987). Effect of use of metro dailies on knowledge gap in small towns. *Journalism Quarterly*,64(2),329-336.

[156]Tichenor,P. J.,Nnaemeka,A. I.& Olien,C. N.Donohue,G. A.(1977). Community pluralism and perceptions of television content. *Journalism Quarterly*,54(2),254-261.

［157］Tewksbury,D.(2006). Exposure to the newer media in a presidential primary campaign. *Political Communication*,*23*,313-332.

［158］Tewksbury,D., & Althaus,S. L.(2000). Differences in knowledge acquisition among readers of the paper and online versions of a national newspaper. *Journalism & Mass Communication Quarterly*,*77*(3),457-479.

［159］Thorson,E.(2008). Changing patterns of news consumption and participation. *Information*,*Communication & Society*,*11*(4),473-489.

［160］van Dijk,J. & Hacker,K.(2003). The digital divide as a complex and dynamic phenomenon. *The Information Society*,*19*(4),315-326.

［161］van Dijk, J.(2005). *The network society：Social aspects of the new media*. Thousand Oaks,CA：Sage.

［162］Valente. T. W. & Saba,W. P.(1998). Mass media and interpersonal influence in a reproductive Health Communication campaign in Bolivia. *Communication Research*,*25*(1),96-124.

［163］Viswanath,K.,Finnegan,J. R. Jr,Rooney,B. & Potter,J. D.(1990). Community ties and use of newspaper and cable TV in a rural mid-western community. *Journalism Quarterly*,*67*,899-911.

［164］Viswanath,K.,Kahn,E.,Finnegan,J. R. Jr,Hertog,J. & Potter,J. D. (1993). Motivation and the "knowledge gap"：Effects of a campaign to reduce diet-related cancer risk. *Communication Research*,*20*(4),546-563.

［165］Viswanath,K.,Finnegan,J. R. Jr,Hertog,J.,Pirie,P. & Murray,D. M. (1994). Community type and the diffusion of campaign information. *Gazette*,*54* (1),39-59.

［166］Viswanath,K. & Finnegan,J. R.(1996). The knowledge gap hypothesis：Twenty-five years later. In B. Burleson,*Communication Yearbook 19*(pp. 187-227). Thousand Oaks,CA：Sage.

［167］Viswanath,K.,Kahn,E.,Finnegan,J. R.,Hannan,P. J. & Luepker,R. V.(1991). Health and knowledge gaps：Some lessons from the Minnesota Heart Health Program. *American Behavioral Scientist*,*34*(6),712-726.

［168］Viswanath,K.,Kosicki,G. M.,Fredin,E. S. & Park,E.(2000). Local community ties,community-boundedness and local public affairs knowledge gaps. *Communication Research*,*27*(1),27-50.

[169]Viswanath,K. et al.(2006). Cancer knowledge and disparities in the information age. *Journal of Health Communication*,*11*(supplement),1-17.

[170]Viswanath,K.,Breen,N.,Meissner,H.,Moser,R. P.,Hesse,B.,Steele, W. R. et al. (2006). Cancer knowledge and disparities in the information age. *Journal of Health Communication*,*11*(Supplement),1-17.

[171]Wanta,W. & Elliott,W. R.(1995). Did "magic" work-knowledge of HIV/AIDS and the knowledge gap hypothesis. *Journalism and Mass Communication Quarterly*, *72*(2),312-321.

[172]Wang,K. Y.,David,J. A. & Lau,T. Y.(2014). Media versus individual frames and horizontal knowledge gaps:A study of the 2010 health care reform debate online. *Electronic News*,*8*(1),30-48.

[173]Weenig,M. W.H & Midden,C. J. H(1997). Mass-media information campaigns and knowledge-gap effects. *Journal of Applied Social Psychology*, *27*(11),945-958.

[174]Wilkin,H. A.(2013). Exploring the potential of communication infrastructure theory for informing efforts to reduce health disparities. *Journal of Communication*,*63*,181-200.

[175]Willis,S., & Tranter,B.(2006). Beyond the "digital divide":Internet diffusion and inequality in Australia. *Journal of Sociology*,*42*(1),43-59.

[176]Wolf,R., & Grotta,G. (1985). Images:A question of readership. *Newspaper Research Journal*,*6*(2),30-36.

[177]Yang,J. A.(2008). *The widening information gap between high and low education groups:Knowledge acquisition from online vs print news*. Doctor dissertation of philosophy in the Department of Telecommunications,Indiana University. Indiana.

[178]Yang,G. & Grabe,M. E.(2011). Knowledge acquisition gaps:A comparison of print versus online news sources. *New Media & Society*,*13*(8), 1211-1227.

[179]Yang,G. & Kwak,N.(2009). *Seeking entertainment vs. enlightenment from the news:Opposing impacts of news motives on political knowledge*. International Communication Association 2009 Annual Meeting.

[180]Yows,S. R.,Salmon,C. T.,Hawkins,R. P. & Love R. R.(1991). Mo-

tivational and structural factors in predicting different kinds of cancer knowledge. *American Behavioral Scientist*, 34(6), 727-741.

[181]Zandpour, F. & Fellow, A. R.(1992). Knowledge gap effects: Audience and media factors in alcohol-related Health Communications. *Mass Communication Review*, 19(3), 34-41.

[182]Zheng, Z.(1988). *A test of knowledge gap hypothesis during a Health Communication campaign in Ecuador*. Master Thesis of University of Pennsylvania. Pennsylvania.

图 表 索 引

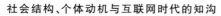